Volkmar Glaser

Kei Raku

Titel der Originalausgabe (Niederschrift): Das Menschenbild der westlichen Welt im Meridian-System der östlichen Welt. Die chinesischen Meridiane als Elemente der Beziehung

Hinweis für den Benutzer
Die Erkenntnisse der Medizin unterliegen einem laufenden Wandel durch Forschung und klinische Erfahrung. Herausgeber und Autoren dieses Werkes haben große Sorgfalt darauf verwendet, dass die in diesem Werk gemachten therapeutischen Angaben dem derzeitigen Wissensstand entsprechen. Das entbindet den Nutzer dieses Werkes aber nicht von der Verpflichtung, mithilfe weiterer Informationsquellen zu überprüfen, ob die dort gemachten Angaben von denen in diesem Buch abweichen.

Bibliografische Information
Diese Publikation ist in der Deutschen Nationalbibliothek und in der Bayerischen Staatsbibliothek verzeichnet. Detaillierte bibliografische Angaben sind unter www.dnb.de bzw. www.bsb-muenchen.de abrufbar.

Lektorat: Christl Kiener
Redaktion: Barbara Sieber, Petra Zimmermann
Zeichnungen: Volkmar Glaser
Fotos: Volkmar Glaser
Herstellung: Kadja Gericke
Druck und Bindung: Drukarnia Dimograf Sp. z o.o., Bielsko-Biała/Polen
Umschlaggestaltung: SpieszDesign, Neu-Ulm
Titelfotografie: privat

ISBN 978-3-943324-80-8

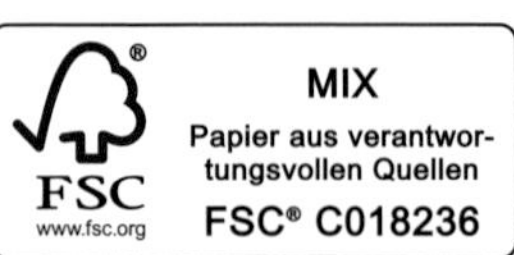

www.kiener-verlag.de

Volkmar Glaser

Kei Raku 經絡

Das Menschenbild der westlichen Welt im Meridian-System der östlichen Welt

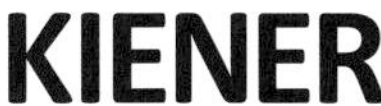

Mein Forschungsweg

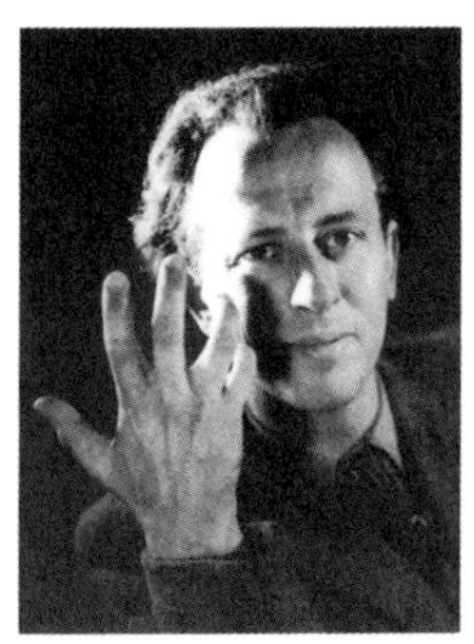

Volkmar Glaser 1947

1932, im ersten Jahr meines Medizinstudiums, bekam ich bei Dr. J. L. Schmitt in München den ersten Kontakt zum chinesischen Meridiansystem. Er hatte drei große originale Tafeln der antiken Darstellung der Meridiane. Mein Interesse erwachte, weil in ihnen etwas fließen sollte, das in irgendeiner Weise mit dem Atem Bezug haben sollte. Mit viel Akribie pauste ich mir die Tafeln – wie es seinerzeit nur möglich war – mit den chinesischen Zeichen für die Punkte ab.

1933–1937. Der Versuch, die Zeichen nach Wörterbüchern oder mit Hilfe japanischer Kollegen zu übersetzen, scheiterte kläglich. So begann ich auf eigene Faust über die Körper-Fühl-Arbeit – die ich 1933/34 bei Elsa Gindler in Berlin kennengelernt hatte – dem Verlauf der Meridiane nachzuspüren. In immerwährendem Ausprobieren während des Studiums ergab sich mir nach und nach eine Gefühlsgewissheit, dass die Meridiane – für die ich von den Japanern die Bezeichnung *Kei Raku* übernommen hatte – über Körperhaltungen empfindungsmäßig realisierbar wurden und zu einem Ausdrucksgehalt führten, der als Körpersprache unmittelbar gedeutet werden konnte. Das eigentümliche dabei war, dass das Empfinden für die Linie nicht die Gebiete der kontrahierten Muskulatur betraf, sondern sich auf dem bewegungsmäßig gedehnten Gebiet einstellte.

Viele Verbindungen zur Atemmassage von Dr. Schmitt – der dabei vornehmlich auf der passiv vorgedehnten Muskulatur arbeitete – stellten sich ein.

1945–51. Erst in der Nachkriegszeit, als die Akupunktur in Deutschland Eingang fand, konnte ich meine persönlichen Erfahrungen anhand der neuen Literatur vergleichen und erweitern. So gab ich als Schriftleiter der Zeitschrift „Der Naturarzt" in Heft 11/1957 den ersten Hinweis auf die Dehnungsverläufe der chinesischen Meridiane.

1954. Mit dem Aufbau der Kurarztpraxis in Freudenstadt begannen meine Atemseminare und Ärztekurse, in denen die *Kei Raku* als atembeeinflussende Haltungs- und Bewegungsformen mit geübt wurden. Einige Jahre hindurch wurden sie durch meine Mitarbeiter auch in die Kurgymnastik eingegliedert.

1956 referierte ich erstmals über die Hauptmeridiane auf dem Akupunkturkongress in München. Veröffentlicht in „Erfahrungsheilkunde" 11/57.

1959 führte ich einen eigenen Film auf dem Eutoniekongress in Kopenhagen vor.

1964 bracht ich einen ersten Hinweis in der Schrift „sinnvolle Gymnastik" (Helfer-Verlag), dass die Hauptmeridiane nicht nur für das gesunde, entwicklungsfördernde Verhalten maßgebend sind, sondern bei anderer sensomotorischer Innervation auch für das regressive Verhalten und Involution.

1968 rundete sich meine Sicht über das *Kei Raku*-System durch die Entdeckung ihres Integrals.

1970 wurden die Sondermeridiane erarbeitet und die Involutionsformen präzisiert.

1977, nachdem diese Schrift entstanden ist, begannen die *Kei Raku*-Seminare, in denen ich immer neue Anregungen und Verbesserungen auf diesem Gebiet erlebte.

Vorwort zur Jubiläumsausgabe von 1992

Mit dieser Schrift möchte ich aus Anlass meines 80. Geburtstages meinen Freunden und Schülern, die mir auf meinem Lebens- und Forschungsweg beigestanden haben, Dank sagen.

Es ist die Kopie der ersten Niederschrift meiner Gedanken über die Beziehung der uralten chinesischen Meridianlehre zum sinnhaften Sein des Menschen in der Welt. Sie bildet die Grundlage meiner Psychotonik-Lehre. Die 1977 entstandene Schrift ist ein Markstein auf meinem nunmehr 60-jährigen Forschungsweg. Erst nach der Abfassung dieses skizzenhaften Berichtes über die gesamte Systematik der traditionellen Überlieferung begann ich mit den *Kei Raku* Seminaren. Mehr als 150 Teilnehmer haben sich in den bisher 17 Kursen der Mühe unterzogen, den Meridianen empfindungsmäßig nachzuspüren und ihre Bedeutung eigenständig zu entschlüsseln. 2000 Seiten Protokolle zeugen davon. Erst deren Auswertung kann den Anspruch auf wissenschaftlich anerkennbare Evidenz begründen und gibt mir eine Berechtigung, die Fachwelt darüber zu orientieren.

So bitte ich, mir diesen Zeitpunkt der offiziellen Bekanntgabe und Weiterverbreitung meiner Forschungsergebnisse zu überlassen und diese nummerierte und signierte Schrift ausschließlich als persönliches Geschenk zu betrachten.

Volkmar Glaser, im Oktober 1992

Gegenüberstellung der in diesem Buch verwendeten lateinischen Umschrift chinesischer Begriffe mit der heutzutage üblichen *Pinyin*-Transkriptionsweise:

In diesem Buch verwendete Transkriptionsweise	*Pinyin*-Transkriptionsweise
King Mo	*Jing Mai*
Chao Yang	*Shao Yang*
Chao Yin	*Shao Yin*
Chüe Yin	*Jue Yin*
Tae Yang	*Tai Yang*
Tae Yin	*Tai Yin*
Yang Ming	*Yang Ming*
Ch'i Mo	*Qi Jing Ba Mai*
Tai Mo	*Dai Mai*
Tschrong Mo	*Chong Mai*
Tu Mo	*Du Mai*
Jen Mo	*Ren Mai*
Yang Oe Mo	*Yang Wei Mai*
Yin Oe Mo	*Yin Wei Mai*
Yang Tsiao Mo	*Yang Qiao Mai*
Yin Tsiao Mo	*Yin Qiao Mai*
Lo Mo	*Luo Mai*
Ch'i	*Qi*
Kei Raku	*Jing Luo*

Erklärung wichtiger Begriffe

Entelechie	das Ziel (telos) in sich selbst haben (griech. entelecheia)
Eutonie	das Verhaltensmuster des Wohlbefindens
Psychotonik	die Lehre vom Lebensgefühl
Integral	die unmittelbare, aber harmonisch ausgeglichene Koppelung des Menschen an die Welt mit aller Tatbereitschaft
Obtentus	die aktive Dehnung
Transsensus	das Über-sich-hinaus-Spüren

Inhalt

Das Meridiansystem als Ordnungsschema der psychosomatischen Körperdynamik

Das Jahrtausende alte Meridiansystem hat auch in der abendländischen Therapie eine Renaissance erfahren. Bei allen Versuchen, theoretische Begründungen und anatomische Substrate zu finden, bleibt es immer noch im Dunkeln, woran man den Verlauf der Meridiane erkenne, oder gar, wie man sie gefunden habe. Gerade diese Unzulänglichkeit wird hier zum Anlass der Untersuchung.

Es wird sich zeigen, dass damit nicht nur die uns oft obskur anmutenden Gedankengänge der Chinesen verständlicher werden, sondern dass wir selbst in der Sicht auf das Bild des Menschen der heutigen Zeit bereichert werden, weil wir in dem Meridiansystem ein Ordnungsschema der psycho-somatischen Körperdynamik ersehen, welches uns bisher fehlte. Um diesen Aspekt gegenüber einer rein therapeutisch-medizinischen Anwendung abzugrenzen, benutzen wir den japanischen Ausdruck „*Kei Raku*-System"*.

Auf die Verbingungszüge zur Körperdynamik stoßen wir in der überlieferten Literatur durch folgende Hinweise:

– Die *Kei Raku* bilden Adern, Gefäße, Ströme, Kanäle oder Bahnen, in denen ein Medium zirkuliert, das *Ch'i* (oder *Tchi*, auch *TSri* und *Ki) benannt wird und mit dem folgenden* Zeichen versinnbildlicht wird:

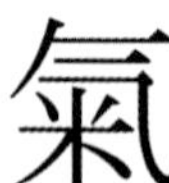

– Es bedeutet **Atem** im weitesten Sinne. So ist es gleichbedeutend mit Odem, Lebenskraft, vis vitalis, Pneuma, Prana, Spiritus, ru'ach. Die Akupunkteure haben sich auf „Energie" festgelegt.

* Gegenüberstellung der in diesem Buch verwendeten lateinischen Umschrift chinesischer Begriffe mit der heuzutage üblichen *Pinyin*-Transkriptionsweise siehe Seite 8.

Nach der Überlieferung der asiatischen Weisen gehen die Chinesen von einer kosmo-morphischen (Palos) Schau, einer Art Universismus (Groot), aus und gliedern den Menschen in dieses übergeordnete Gesamtbild ein.

In der frühgeschichtlichen Zeit, als das *Kei Raku*-System entstand, wird der Mensch sein Hauptproblem in der Anpassung an die bioklimatischen Einflüsse – Kälte, Wärme, Wind und Regen, Licht und Dunkelheit, Wandel der Jahreszeiten, Lauf der Gestirne – gesehen haben. Die Erde, das Wasser, das Holz und das Feuer sind für ihn Momente gewesen, mit denen er sich auseinander zu setzen hatte. Selbstverständlich wird ihm gewesen sein, die Geborgenheit im warmen, vertrauten Kreis der Familie und Sippe, die Sicherheit festgefügter Tradition und zeitloser Staatsform, der seelische Halt im Glauben an höhere Mächte und deren weise Führung.

Den heutigen, westlichen Menschen tangieren diese Momente in seiner zivilisierten Kunstwelt kaum. Sie spendet ihm wohl Sinnesreize, die ihm ein gewisses Lebensgefühl vorgaukeln, aber sie kann ihn nicht empathisch ergreifen, zum Mitfühlen bringen und lebensgerechte Interaktionen ermöglichen. Und so droht er, sich autistisch der Gemeinschaft zu entfremden. Wir sind geneigt, eher den als gesund zu bezeichnen, der heiter, warmherzig und offen sich in das soziale Gefüge gliedert, als den, der sich in der Unbill des Klimas bewährt.

So müssen wir heutigen Tages die Lebensenergie *Ch'i* mit dem kommunikativen Verhalten des Menschen in Zusammenhang bringen und da heraus erklären.

Die Realisierung der *Kei Raku*

In der Überlieferung fehlen Hinweise, wie ihre Entdecker zu solch tiefgreifenden Erkenntnissen gekommen sind.

Wir sind uns voll bewusst, wie heikel es ist, eine Tradition, die ihren praktischen Wert erwiesen hat, in Bezug auf ihre Anfangsgründe zu untersuchen und sich so zu verhalten, als gelte es, die ganze Lehre neu aufzubauen. Selbst wenn sich neue Aspekte – wie der Bewegungs- und Haltungsausdruck und deren psychologische Interpretation sowie die spezielle Atemwirksamkeit – einschleichen, befinden wir uns doch in ehrerbietiger Hochachtung gegenüber diesen zumeist anonymen Schöpfern des *Kei Raku*-Systems. Die Tatsache, dass dieses System mit nur unwesentlichen Änderungen über Jahrtausende Geltung hat und hier eine weitere Bestätigung findet, zwingt zu der Annahme, dass es keine willkürliche Konstruktion ist, sondern phylogenetisch im Bauplan des Menschen niedergelegt ist.

Vier methodische Bereiche inklinieren in unsere Forschungsrichtung:

- Atem- und Entspannungspraktiken, insoweit sie die Körperfühlarbeit einbeziehen
- Physiognomik, insoweit sie als Körpersprache gemeint ist
- Phylogenetische Grundlagen neuromuskulärer Systeme lebendiger Organismen (s. Glaser, Eutonie, 1993)
- Intentionales Verhalten unseres kommunikativen, erlebten Bezugs zur Umwelt.

Aus diesen vier Bereichen entnehmen wir nicht nur das Rüstzeug für die Möglichkeiten der Realisierung der *Kei Raku* sondern stellen ihnen mit den hier gewonnenen Ergebnissen auch eine Systematik zur Verfügung, die wir bei ihnen bisher vermissten.

An sich gehören die **Körperfühlarbeit** und die **Körpersprache** eng zusammen:

- In der Körperfühlarbeit wird der Zustand des inneren Milieus des Leibes subjektiv beachtet.
- In der Körpersprache werden die nach außen tretenden Phänomene solcher Zustände auch objektiv erkennbar.
- Beide jedoch werden von den **„Elementen der Beziehung"** aufgerufen und bestimmt.
- In beiden ist das körperdynamische Moment der Bewegungs- und Spannungsregulierung der organische Anteil.
- In beiden ist die psychologische Thematik ausschlaggebend für die Art des Vollzuges.

Körperfühlarbeit als Atem- und Lösungspraxis

Die Körperfühlarbeit als Atem- und Lösungspraxis hat ein großes Handicap: „Solange wir gesund sind, fällt uns an uns selbst nichts auf" (Buijtendijk) und „Wohlbefinden heißt: ganz bei dem augenblicklichen Vorhaben, ganz dort sein zu können, und nicht bei uns selbst sein zu müssen" (Plügge). „Es gehört Achtsamkeit dazu, den Atem überhaupt wahrzunehmen, und zum anderen ihn nicht zu stören" (Middendorf). „Das erste, was es zu lernen gibt, ist: Den Atem geschehen zu lassen" (Graf Dürckheim).

Um dieses „es atmet mich" in die Bewusstheit zu heben, bedarf es einer Ruheströmung, die im „Autogenen Training" über die Schwere – also Verhärtungsgefühl – angebahnt wird, sich bei Graf Dürckheim jedoch durch eine „Kultur der Stille" in der meditativen Haltung des *Za Zen* ohne Erschlaffungstendenz und Schweregefühl einstellt.

Die letztlich notwendige Hinwendung auf die Welt geschieht im Autogenen Training durch absichtliche Muskelkontraktion, die den Ruhezustand unterbricht. Bei *Za Zen* entsteht die Umschaltung von der inneren Sammlung zum Umweltbezug als unbeabsichtigtes Ereignis der „Präsenz". Die Trennung zwischen der eigenen Instanz des Selbst und der umgebenden Welt schwindet, und in der Transparenz des Wesens wird er „eins mit ihr" (Graf Dürckheim).

„Da beim Erfragen der Rumpfräume sich nur kranke Gebiete bemerkbar machen würden, sind wir durchaus einverstanden, nur ‚leere Räume' vorzufinden" (Schaarschuch). Lösung und Dehnung dienen der gefühlsmäßigen Erweiterung des Atemraumes. Über den Hautkontakt kommt es nach Middendorf zur Sensation des „Durchströmens" zwischen den Berührungsstellen. „Ich frage über meine Hände immer wieder nach einer ‚Bewegungsantwort' des Leibes" (Middendorf).

In dem Augenblick allerdings, wo die innere Bewegtheit des Atems zur Ausdrucksform wird und in Bewegungen der Glieder und Haltungsformen ausfließt, geht natürlicherweise die Beachtung der Innengefühle verloren. Dies ist im Interesse einer selbstverständlichen Bewegungsgestaltung auch erforderlich. Es wird zwar vom Strömen des Atems gesprochen, doch welche Bahnen sie nehmen und in welcher Weise sie zum Gebärdenausdruck kommen, verbleibt dort im anscheinend gewünschten Dunkel. Es wird auch nicht aufgehellt, wenn Peltzer, aus dem Kreis Graf Dürckheims, sagt: „Jede eigene Bewegung ist immer zugleich auch ‚Gebärde'. Umso wichtiger ist es … in der Leibarbeit sich der Ausdrucksmöglichkeit seines Körpers bewusster zu werden und sich als Mensch in seiner Gebärde zu erfahren."

Körpersprache in Mimik und Gestik

Die Körpersprache in Mimik und Gestik ermöglicht dem Menschen, sich averbal seiner Mitwelt verständlich zu machen und seine Wünsche und Bedürfnisse zum Ausdruck zu bringen. Sie ist ursprünglich aus phylogenetisch angelegten, an die leibliche Struktur gebundenen und damit vorprogrammierten Verhaltensmustern erwachsen. Diese leuchten selbst da noch durch, wo ihre Form ritualisiert oder symbolisiert ist. Die Körpersprache wird nicht mehr intuitiv erfassbar, wenn sie nur formal konstruiert wurde und erlernt werden muss, wie etwa die Taubstummensprache.

Eigentümlicherweise hat sich bisher die physiognomische Forschung noch nicht damit beschäftigt danach zu fragen, in welcher Weise bestimmte Ausdrucksformen der Körpersprache für die menschliche Reifung und Entwicklung erforderlich sind, obwohl doch die kommunikative Interaktion für die menschliche Existenz als unabdingbar angesehen wird. Man systematisierte vielmehr nach dem „Eindruck", den der „Ausdruck" vermittelt.

Wir beschritten einen anderen phänomenologischen Weg, der die Körperfühlarbeit als Ausgangsgrundlage benützt.

Methode der alternierenden Beachtung

Die Methode der alternierenden Beachtung des Leibgefühls und des Situationsgefühls ermöglichen es, die „Bedeutung“, also den Sinngehalt eines leiblichen Phänomens in Bezug auf eine Lebenssituation zu erfassen.

Hierbei wird methodisch die allgemein bekannte Tatsache benützt, dass die leiblichen Abläufe eines Erlebnisses nicht so schnell abklingen, wenn sich die Situation geändert hat. In dieser Nachklingzeit sind die vorerst unbewussten oder nur marginal bewussten Vorgänge der bewussten Beachtung zugänglich. Ja, sie können im nachträglich bewussten Erinnern der vergangenen Situation eine Betonung und spürbare Vertiefung erfahren. Wir bezeichnen dieses Nacherleben als **Poststimulation**. In ihr ist – orientiert am Leibgefühl – die Art des Verhaltens auch der kritischen Beurteilung und vorplanenden Korrektur zugänglich. Mit dieser dabei einsetzenden **Praestimulation** für eine zukünftige Bewältigung einer ähnlichen Situation verändert sich auch das Leibgefühl und bahnt eine andere Entfaltung des leiblichen Ausdrucks an. In Bezug auf die Bedeutung der *Kei Raku* galt dann die Aufgabe: In welcher Lebenssituation wird das Gebiet eines *Kei Raku*-Verlaufs als atemdurchströmt empfunden? Und alternierend: Welches Umweltverhältnis steigt im inneren Bild auf, wenn wir der Lebendigkeit – und das heißt immer Gelöst- und Gedehnt-Sein einer *Kei Raku*-Linie – nachgehen?

Die Methode des Fühlens mit alternierendem Bewusstsein (FAB)

Die Methode des Fühlens mit alternierendem Bewusstsein (FAB) ist eine meditative Praktik, da sie der Sinnfindung dient. In Bezug auf die *Kei Raku* angewandt, ist sie förderlich für die menschliche Reifung, sofern sie sich wie hier mit den positiven Aspekten der menschlichen Regungen beschäftigt.

Sie ist beeinträchtigend, wenn sie sich den negativen Aspekten zuwendet. Im positiven Sinne gebraucht, entfaltet und harmonisiert sie die Entwicklungsmöglichkeiten des Menschen, die in den *Kei Raku* liegen, in Richtung auf ein umfassendes Menschenbild.

Im negativen Sinne gebraucht hat die Methode rein analytischen Wert. Negativ beinhaltet dann: Der Unlebendigkeit, Atemleere, Enge und Verkrampfung in den entsprechenden Gebieten nachzufragen. Es würden dadurch die Formen der Involution und Retraktion von der Welt bis zu den extrem pathologischen Endzuständen in Gefühl und Ausdruck auftauchen. Sie mögen für Therapeuten von anschaulichem Interesse sein; wir wollen sie bei der Erörterung des Menschenbildes nicht mit einbeziehen. In der 1965 erschienen Schrift „Sinnvolle Gymnastik durch aktives Dehnen" haben wir sie kurz aufgeführt.

Die körperdynamische und psychologische Interpretation der *Kei Raku*

Wir stellen fest:

- Die *Kei Raku* haben kein spezielles organismisches Substrat.
- Sie konstitutionieren sich als Zustand einer Funktion.
- Diese wird erst in Wachheit manifest.
- Das Medium *Ch'i* wird dabei als coenästhetisches Gefühl erlebt.

Es beinhaltet damit sowohl das Erleben des eigenen Leibesbefindens, als auch zugleich das Verhältnis der Person zur Welt.

So offenbaren sich die *Kei Raku* in ihrer Funktion nur durch einen Akt der Kommunikation mit der Welt. Das heißt, sie sind an ein Über-sich-hinaus-Spüren, den Transsensus, gebunden und damit nur in Wachheit rege.

Die im Selbstversuch mittels der FAB-Methode (Fühlen mit alternierendem Bewusstsein) gefundenen Zusammenhänge und Bedeutungsgehalte der *Kei Raku* wurden in Gemeinschaftsarbeit durch Seminarteilnehmer bestätigt und ausgebaut.

Die Wundermeridiane

Eine unspezifische Anregung zur Wachheit führt primär zu einem Zustand der Bereitschaft des Menschen.

Es stehen dann die Funktionsbereiche seines Leibes bereit für den Umgang mit der Welt, die er erbmäßig mitbekommen hat, die er im Laufe seines bisherigen Lebens weiterentwickelte – oder vernachlässigte – und die auf Grund seiner augenblicklichen biologischen Befindlichkeit ansprechbar sind. Für einen solchen – wie für jeden – Zustand ist organismisch der Verteilungsmodus der Regsamkeit der Wundermeridiane repräsentant. Wegen ihrer psychologischen Interpretierbarkeit ist damit auch die psychologische Thematik der augenblicklichen Befindlichkeit des Menschen seiner Welt gegenüber gegeben.

Die Wundermeridiane geben dem Bild des Menschen demnach vergleichsweise – wie wir später ausführen – die Farbnuancen, die Struktur und den übergeordneten Bedeutungsgehalt. Oder, um im Bild der Überlieferung zu sprechen: Jeder einzelne Wundermeridian trägt in seiner augenblicklichen Modalität dazu bei, die derzeitige Gestalt eines solchen Energiespeichers (es ist nur ein einziger, nicht eine Kette von Seen) in seinem Ausmaß, seiner Fülle und Bedeutung zu kennzeichnen.

Die Hauptmeridiane – *Kei Raku*

Die tatsächliche Kommunikation, d.h. die Auseinandersetzung mit der Welt, vollzieht sich über die eigentlichen *Kei Raku*. Die Hauptmeridiane verändern die Zustandsformen. Ihre Lebendigkeit hat also stets Entwicklungscharakter.

Ausgehend vom gegebenen Bereitschaftszustand, entfaltet sich nach Maßgabe der eigenen Konstellation im Verhältnis zur Welt, die Entwicklung des *Ch'i* in die Glieder zum tätigen Umgang mit ihr.

Die Thematik, die das *Ch'i* zum Fließen bringt, ist stets mit einer Strebung verbunden, die Welt zu verändern. Dabei zielt die psychologische Thematik der *Yang*-Meridiane auf eine aktive Veränderung der Umwelt, die der *Yin*-Meridiane auf eine Veränderung der Umwelt durch passive Veranlassung ab.

Im zwischenmenschlichen Bezug sind die Gesten, die diese Tendenz zum Ausdruck bringen, unmittelbar verständlich – unabhängig davon, ob sie akzeptiert werden und zur Interaktion aufrufen.

Wir bezeichnen den Haltungs- und Bewegungsausdruck, der sich einer *Kei Raku*-Paar-Kombination bedient, als kardinale **Grundform der Bewegungsentwicklung** (GFE).

- Die GFE I–III der *Yang-Kei Raku* sind auf aktive Veränderung der Umwelt ausgerichtet.
- Die GFE IV–VI der *Yin-Kei Raku* sind auf Veränderung der Umwelt durch passive Veranlassung ausgerichtet.

Die Verbindungsmeridiane – *Lo Mo*

Die kardinalen Grundformen der Bewegungsentwicklung gehen untereinander Verbindungen ein. Diese Verbindungen werden durch die Lo Mo hergestellt.

Bereits die Wundermeridiane können als Verbindungsmeridiane angesehen werden, haben sie doch – bis auf die beiden Königsadern, die eine Sonderstellung einnehmen – keine eigenen Akupunkturpunkte wie die *Kei Raku*, sondern benützen deren Punkte. Sie verbinden diese also in gewisser Weise.

Sie regeln damit – wie sich aus der psychologischen Interpretation ergibt – die Befindlichkeit der Gesamtperson im Weltgefüge.

Alle anderen Verbindungsmeridiane zwischen den *Kei Raku* haben ihren Ausgangspunkt von sogenannten *Lo*- oder Durchgangspunkten am Unterarm oder Unterschenkel. Sie befinden sich damit in einem Gebiet, das nach der traditionellen chinesischen Auffassung bereits in den Bereich der Welt gehört. Erst vom Knie oder Ellbogen an beginnt der Eigenbereich der Person. Wir bezeichnen diesen in der Verhaltensarbeit als Intimbereich, den peripheren als Begegnungsbereich.

Die Verbindungsbahnen gelten als ausgleichendes Bewässerungssystem. Dort kann sich ohne ursächliche zentrale Einstellungsänderung der unmittelbare Handlungsabgleich im Umweltbezug vollziehen. Es wandeln sich aber von peripher her die persönlichen Strebungen. Es treten Mischformen der Gestik auf, bei denen der Linienverlauf des einzelnen *Kei Raku* schwindet, ohne dass sich der vitale Ausdruck mindert.

Neurophysiologische Interpretation

Die eigene Umstrukturierung, d.h. der Übergang in eine andere Zustandsform ist eine unabdingbare, aber thematisch nicht programmierte Begleiterscheinung, da das *Ch'i* nicht durch Reflexion angesprochen wird. Während der Aktion bleibt die Änderung des eigenen Menschenbildes lediglich im marginalen Bewusstsein.

Der Mensch ist – wenn seine Thematik eindeutig ist – in seiner gesamten Wesensstruktur an diesem Wandlungsakt beteiligt, allerdings mit jeweils unterschiedlichem Verteilungsmuster seiner Kräfte.

Dem traditionellen Bild folgend ist zu sagen: Das Reservoir des Energiespeichers ergießt sich in die Flüsse und wird über andere wieder angespeist. Es verbleibt See und wandelt sich doch immer. Das Strömen endet nicht.

Bei dominierender Ausprägung einer *Kei Raku*-Thematik ergibt sich jeweils eine Haltungsform, die charakterisiert ist durch:

1. Extreme, durch aktiven Muskelzug entstandene Gelenkverwindung
2. Eine dadurch verursachte Muskel-Dehnungskette im *Kei Raku*-Verlauf
3. Ein auf dieses Dehnungsgebiet eingeengtes subjektives Leibgefühl gesteigerten Kraftflusses.

Die Gefühlssensation im Bereich der Wundermeridiane ist breitflächiger und wird als „ruhende Lebendigkeit mit Ausstrahlungscharakter" geschildert.

Der Funktionszustand des *Ch'i* lässt sich neurophysiologisch unterbauen.

Der Zustand der Wachheit ist an die Arousal-Reaktion gebunden, die von der Formatio reticularis ausgehend, die zerebrale Infrastruktur zur Welt hin eröffnet (Ey). Damit ist eine Anhebung des Tonus regulierenden Systems auf ein höheres Bereitschaftsniveau verbunden. Die Schaltung vollzieht sich durch das extrapyramidale Gamma-Nerven-System (GNS).

Innerhalb dieses Bereitschaftszustandes, der als allgemeine Vigilanz und atemvolle Lebendigkeit coenästhetisch erlebt wird, führt eine spezifische Entwicklungsdominanz (ein *Kei Raku*-Thema) zu einer Gleichgewichtsverschiebung der Gamma-Innervation. Hierbei gehen die neural „gehemmten" Gebiete in einen muskulären Entspannungs- oder Lösungszustand über, während alle übrigen Gebiete abgestuft stärker innerviert werden. Sie vollziehen damit eine zusätzliche Dehnung der gelösten Gebiete. Wir sprechen dann von aktiver Dehnung (= **Obtentus**).

Ins Bewusstsein treten nur diese Abschnitte, die durch die Lösung zwar muskulär-passiv aber stoffwechselaktiv geworden sind. Sie werden als warm, energiegeladen, atemdurchströmt und ausstrahlend empfunden. Ihnen kommt das *Ch'i*-Empfinden zu. Der Bereich, in dem es strömt, entspricht den *Kei Raku*. Der Bewegungsablauf, der dabei resultiert, ist ausdrucksgeladen.

Psychologisch ist daran stets die Strebung des Über-sich-hinaus-Spürens (= **Transsensus**) gebunden.

Das *Kei Raku*-System

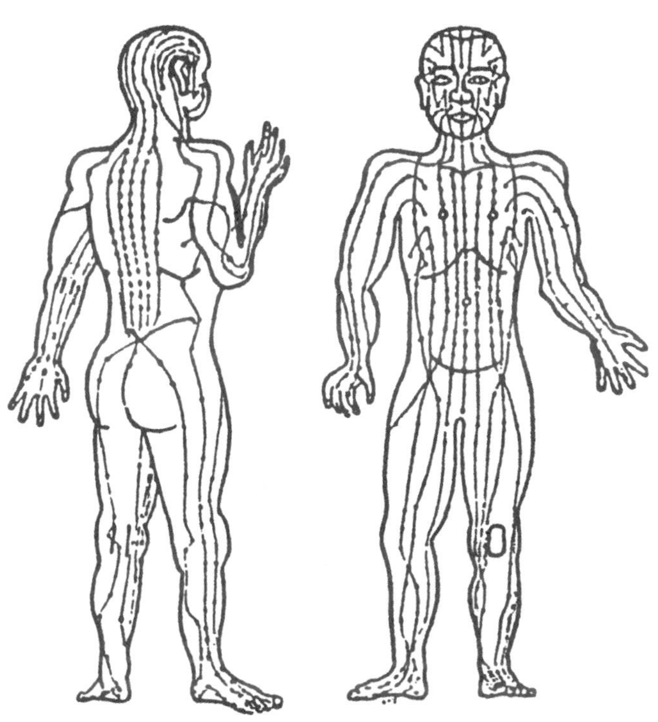

Das *Kei Raku*-System – Übersicht

6 *Kei Raku*-Paare – *King Mo* (S. 48)

Dünndarm (Kleinfinger → Kopf)	Blase (Kopf → kleine Zehe)	*Tae Yang* Das große *Yang*
3-Erwärmer (Ringfinger → Kopf)	Galle (Kopf → 4. Zehe)	*Chao Yang* Das kleine *Yang*
Dickdarm (Zeigefinger → Kopf)	Magen (Kopf → 2. Zehe)	*Yang Ming* Das herausstrahlende *Yang*
Herz (Brust → Kleinfinger)	Niere (Fußsohle → Brust)	*Chao Yin* Das kleine *Yin*
Kreislauf-Sexualität (Brust → Mittelfinger)	Leber (Großzehe → Brust)	*Chüe Yin* Das verströmende *Yin*
Lunge (Brust → Daumen)	Milz-Pankreas (Großzehe → Brust)	*Tae Yin* Das große *Yin*

6 Wundermeridiane – *Ch'i Mo* (S. 61)

Yang Tsiao Mo *Yang Oe Mo* *Tai Mo*	*Yin Tsiao Mo* *Yin Oe Mo* *Tschrong Mo*

2 Königsadern (S. 74)

Tu Mo (Lenkergefäß)	*Jen Mo* (Konzeptionsgefäß)

Verbindungsmeridiane – ***Lo Mo*** (S. 81)

Die gekoppelten *Lo*-Meridiane

Dickdarm-Magen 3E-Gallenblase Dünndarm-Blase	Leber-Milz/Pankreas Kreislauf/Sexualität-Leber Herz-Niere

Die Gruppen-*Lo*-Meridiane (S. 82)

Sechs *Kei Raku* (Hauptmeridian-Paare) – *King Mo*

6 *Kei Raku*-Paare bilden die Grundlagen des Meridiansystems mit den Akupunkturpunkten.

3 *Yang*-Paare (männliche Aktivität)	3 *Yin*-Paare (weibliche Passivität)
3 Meridiane verlaufen von den Fingerendgliedern zum **Kopf** an der **Außenseite** der Arme	3 Meridiane verlaufen zwischen **Brust** und Fingerendgliedern an der **Innenseite** der Arme
3 Meridiane verlaufen vom **Kopf** zu den Zehenendgliedern an der **Außenseite** der Beine	3 Meridiane verlaufen zwischen Zehenendgliedern und **Brust** an der **Innenseite** der Beine

Der Verlauf der *Kei Raku* entspricht Muskel-Dehnungs-Ketten, die bei bestimmten Haltungsformen entstehen (siehe die folgenden Zeichnungen). Diese Haltungsformen sind zugleich Ausdrucksformen einer spezifischen Entwicklungstendenz des Menschen seiner Umwelt gegenüber (kardinale Grundformen der Evolution, GFE).

Das Gefühl für *Ch'i* als fließende Energie wird nur dann aufgerufen, wenn diese Thematik auch tatsächlich der psychischen Thematik entspricht (die spezifische Thematik wird in folgender Tabelle durch Symbole verdeutlicht).

An der jeweiligen Bewegungs- und Haltungsform ist der gesamte Körper in unterschiedlicher Spannungs-(Tonus-)Verteilung beteiligt. Die Atmung erfährt dabei eine spezifische Variation (in der Tabelle als Pneumogramm dargestellt). Psychologisch gesehen zielt die Thematik des *Kei Raku* auf eine Veränderung der Umwelt ab, verwirklicht aber dabei die persönliche Entwicklungstendenz. Von den Chinesen werden *Kei Raku* als „Flüsse" bezeichnet, in denen das Medium *Ch'i* „fließt".

Kei Raku – Kardinale Grundformen der Bewegungsentwicklung Komponenten der Körperdynamik, die die Wandlung bedingen

Tae Yang
In Gang setzen, Dynamisieren

Yang:
aktive Veränderung der Umwelt

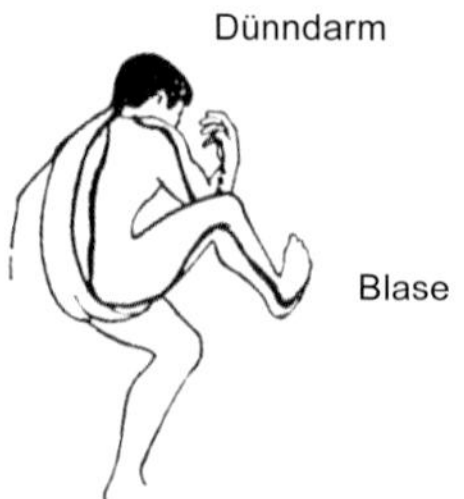

Bauchatmung betont

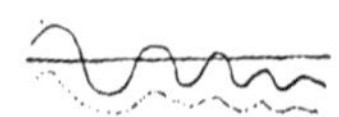

Chao Yin
Aufnehmen, Konzeption

Yin:
Veränderung der Umwelt durch passive Veranlassung

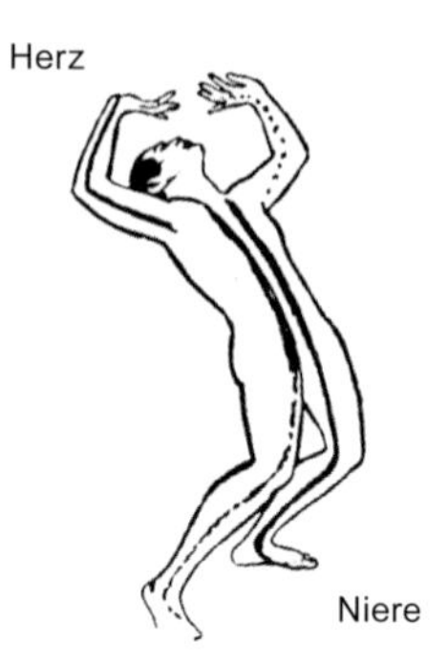

Bauchatmung betont

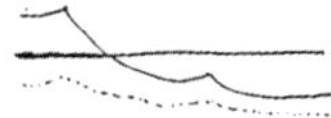

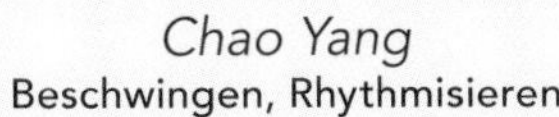

Chao Yang
Beschwingen, Rhythmisieren

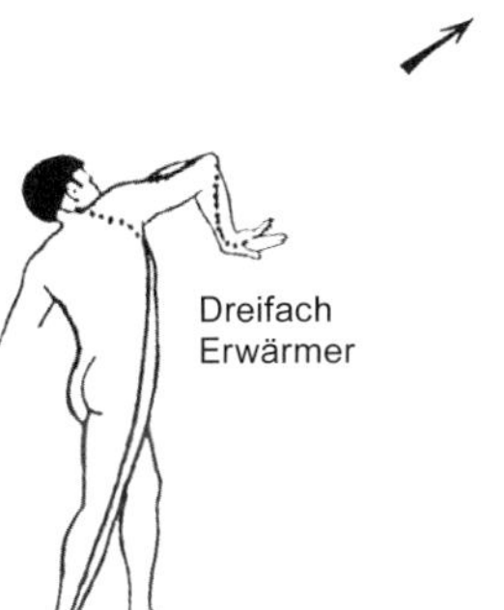

Flankenatmung betont

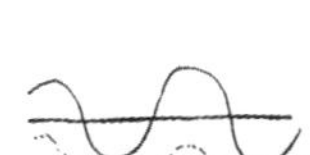

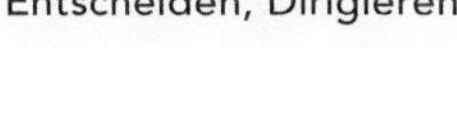

Yang Ming
Entscheiden, Dirigieren

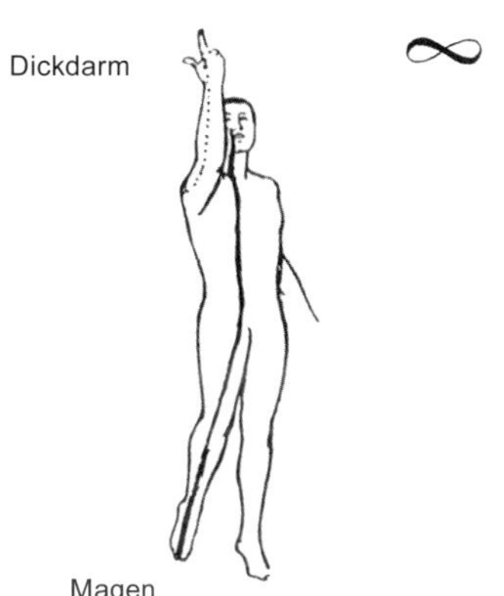

Brustatmung betont

Chüe Yin
Sich austauschen, Diffusion

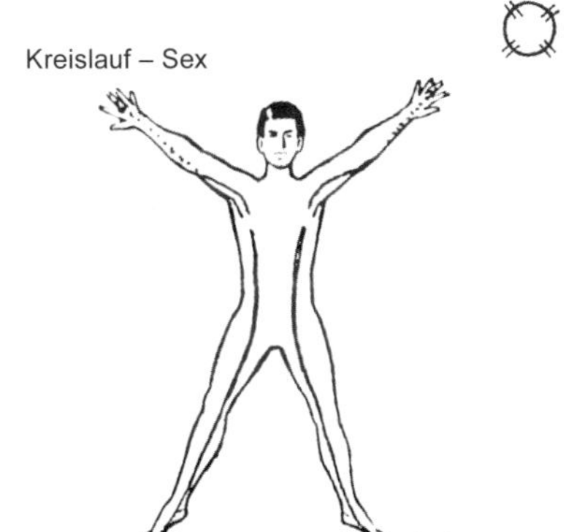

Flankenatmung betont

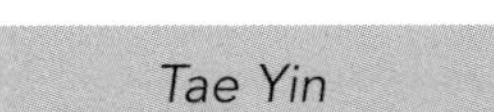

Tae Yin
Überfließen, Abundatio

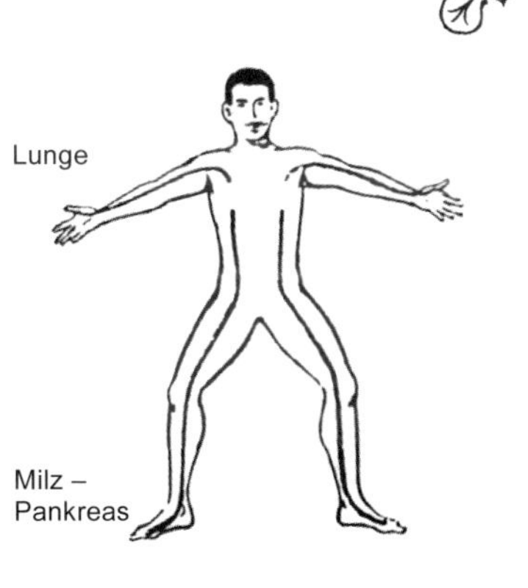

Brustatmung betont

Kei Raku-Paare

Tae Yang
In Gang setzen, Dynamisieren

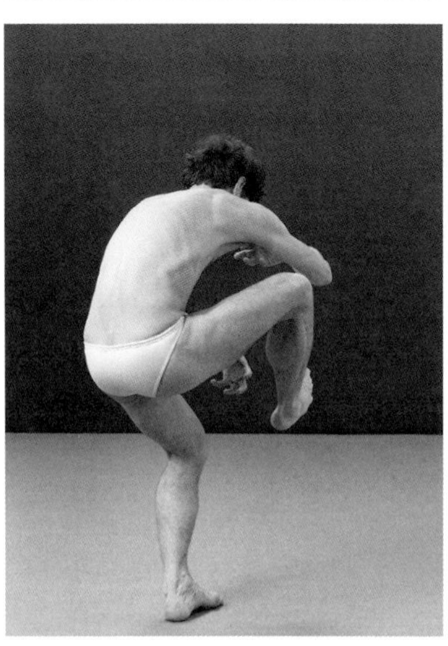

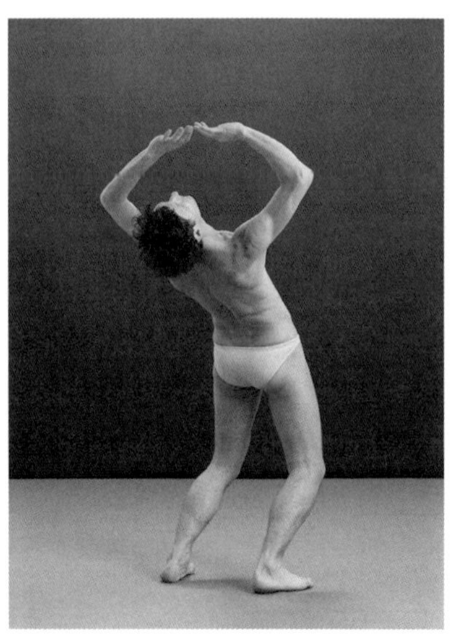

Chao Yin
Aufnehmen, Konzeption

Chao Yang
Beschwingen, Rhythmisieren

Yang Ming
Entscheiden, Dirigieren

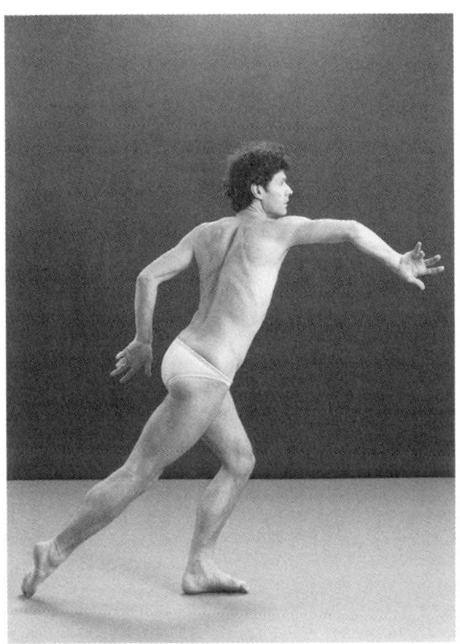

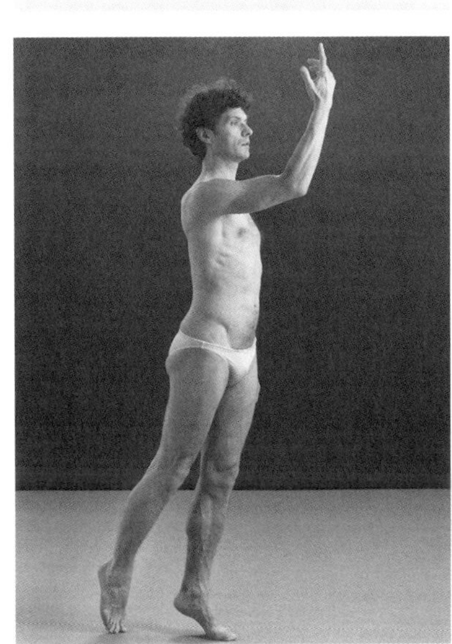

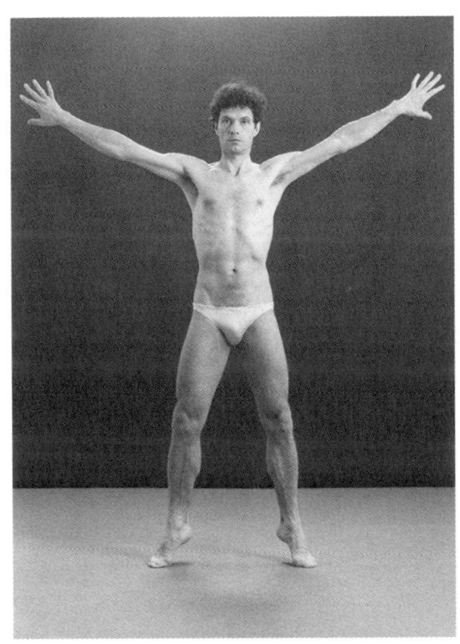

Chüe Yin
Sich austauschen, Diffusion

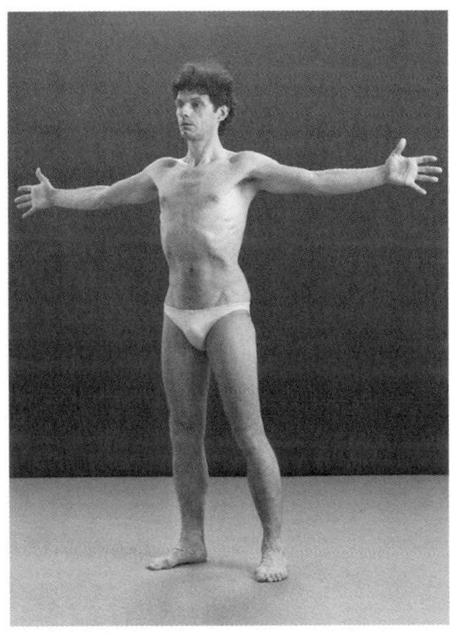

Tae Yin
Überfließen, Abundatio

Sechs Wundermeridiane – *Ch'i Mo*

Sie besitzen keine eigenen Punkte für die Akupunktur, sondern benützen die der *Kei Raku* und Königsadern als Bezugspunkte. Sie sind also zusätzliche Verbindungszüge der *Kei Raku*.

Ihr Verlauf geht in keinem Falle bis zu den Endgliedern. Sie haben darum keine „Entwicklungstendenz", die auf eine Verwandlung der Umwelt abzielt.

Psychologisch gesehen wird thematisch keine Veränderung angebahnt, sondern ein „Zustand" konstituiert, in dem die persönliche Befindlichkeit in der gegenwärtigen Situation gekennzeichnet ist. Das Gefühl für *Ch'i* stellt sich im Bereich des Meridians nur dann ein, wenn psychisch eine spezifische Einstellung zur Umwelt, d.h. zur gegenwärtigen Situation, aufgerufen worden ist.

Die Wundermeridiane lassen sich nur andeutungsweise durch Gesten und Haltungsformen realisieren, haben also streng genommen keinen „Aus-drucks"-Charakter.

Die Bereiche, in denen das *Ch'i* empfunden wird, sind breiter als bei den *Kei Raku*. Die Sensation ist nicht „fließend", sondern „ruhige Lebendigkeit mit Ausstrahlungscharakter".

Von den Chinesen werden die Wundermeridiane als Seen oder Reservoire bezeichnet, die von den *Kei Raku* angefüllt werden und diese wieder speisen. Die körperdynamischen Phänomene sind Variationen der Spannungsregulation.

Wundermeridiane – Komponenten der Körperdynamik, die den Zustand bedingen

Auf Immanentes (Objektivierbares) bezogen

Yang Tsiao Mo

Atmosphäre	*Regulierung der Stärke der Energie*
Weite	Anhebung der Einatemlage
Expansion	Lagetonus: aktiviert

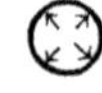

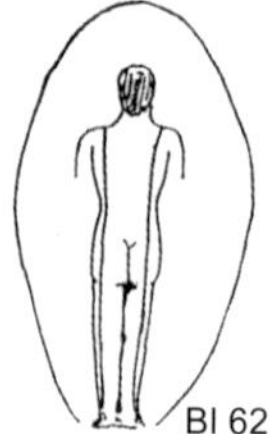

Dichte	Gegendruck im Ausatem
Präsenz	Lagetonus: stabilisiert

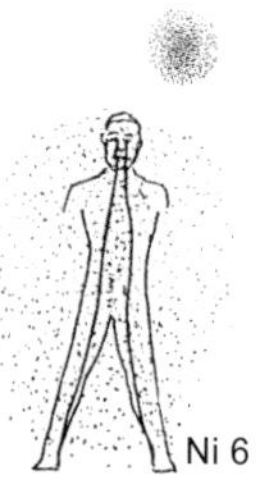

Yin Tsiao Mo

Auf Immanentes
(Objektivierbares) bezogen

Yang Oe Mo

Dynamik	*Quelle der Energie*
Umwelt-belange Reagibilität	Atemablauf variiert Phasischer Tonus aktiviert (Differenzie-rung)
Spon-taneität Organis-mische Belange	Atemansatz im Unterleib Phasischer Tonus stabilisiert (Zentrierung)

3E 6

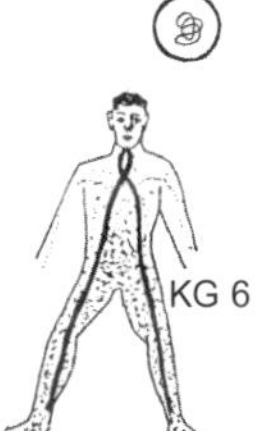

Yin Oe Mo

Auf Transzendentes
(Nicht-Objektivierbares) bezogen

Tai Mo

Entelechie	*Verteiler der Energie*
Abstim-mung des Eigenen auf Anderes Kongruenz	Atem lautlos fließend in Leibesmitte Koordination und Adaption auf unbekanntes Externes
Integra-tion Reifung der Person	Vollatem mit Betonung der Herzmitte Koordination und Adaptation auf unbekanntes Inneres

Gb 41

MP 4

Tschrong Mo

Yang Tsiao Mo

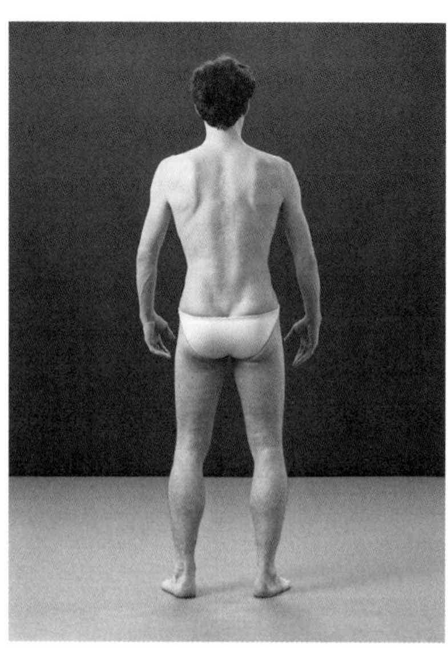

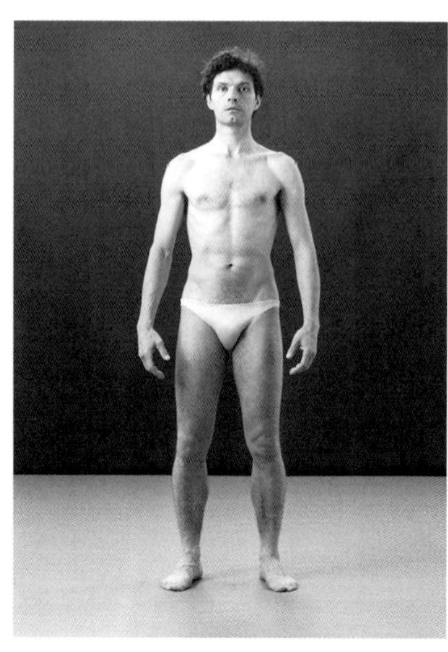

Yin Tsiao Mo

Yang Oe Mo

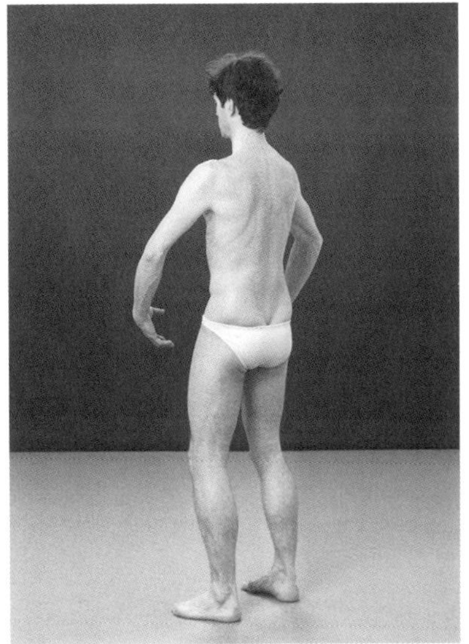

Tai Mo

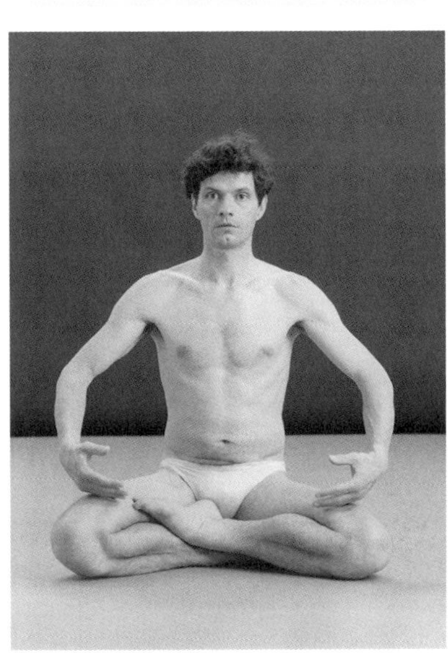

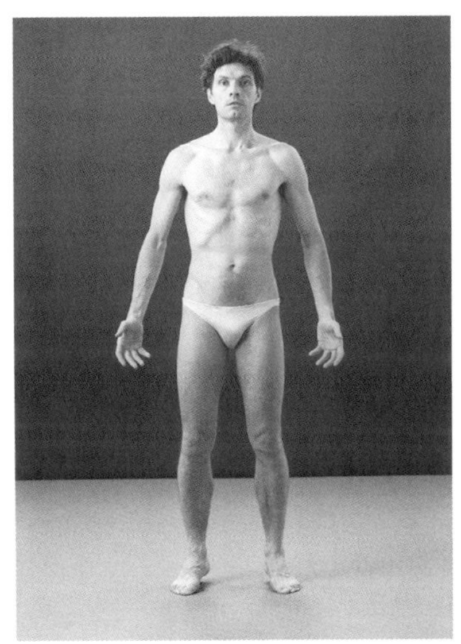

Yin Oe Mo

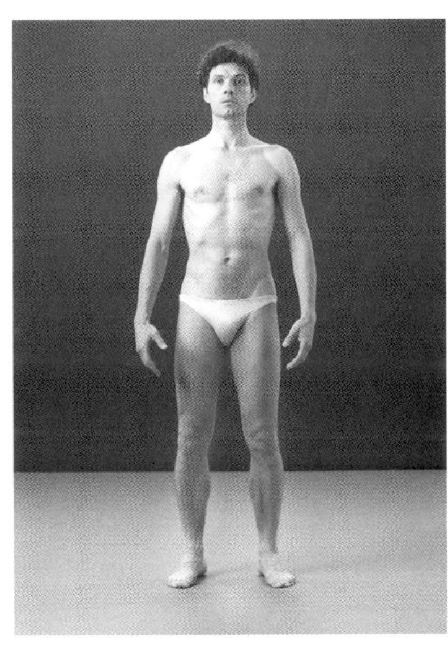

Tschrong Mo

Zwei Königsadern – *Tu Mo* und *Jen Mo*

Sie nehmen eine Sonderstellung zwischen den *Kei Raku* und den Wundermeridianen ein.

Wie die *Kei Raku* haben sie eigene Akupunkturpunkte. Sie liegen von und hinten auf der Mittellinie zwischen Kopf und Damm. Der Verlauf wird auch durch eine Ausdrucksgeste (die der Vor- oder Rückneigung) empfindungsmäßig deutlich. Dieser Geste entspricht aber keine direkte Muskel-Dehnungs-Kette. Sie hat darum auch nicht wie die *Kei Raku* eine spezifische Atemvariation. Es wird lediglich die Vorneigung mit einem „geführten" Ausatem, die Rückneigung mit einem „geführten" Einatem „begleitet".

In der Geste liegt thematisch keine auf eine Wandlung der Umwelt ausgerichtete Evolutionstendenz, sondern vornehmlich eine solche zur Aufrichtung und Bewältigung der Schwerkraft.

Wie bei den Wundermeridianen ist die Sensation des *Ch'i* als Lebendigkeit mit Ausstrahlungscharakter im gesamten Bereich vermerkbar ohne das Phänomen des „Fließens", wenn die Thematik eines Bezuges auf eine „Höhere Instanz" eingestellt ist (in der folgenden Übersicht symbolisch und bildlich charakterisiert).

Die Chinesen rechnen die Königsadern den Wundermeridianen zu, handeln sie aber in der Akupunktur bei den *Kei Raku* ab.

Königsadern – Komponenten der Körperdynamik, die die Aufrichtung bedingen

Auf Theistisches bezogen

Tu Mo

Position	*Besitzer der Energie*	
Höhere Lenkung Direktive	Geführter Ausatem Bildung von Verhaltensmustern (Erfahrung)	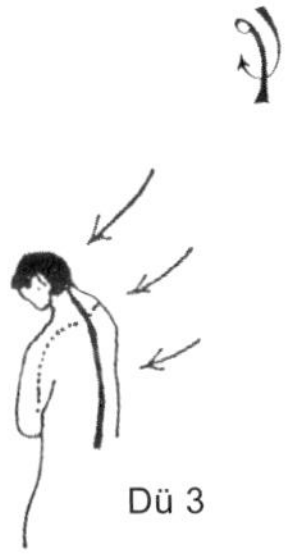 Dü 3
Perzeption Höhere Weisung	Geführter Einatem Abruf von Verhaltensmustern (Vorsatzbildung)	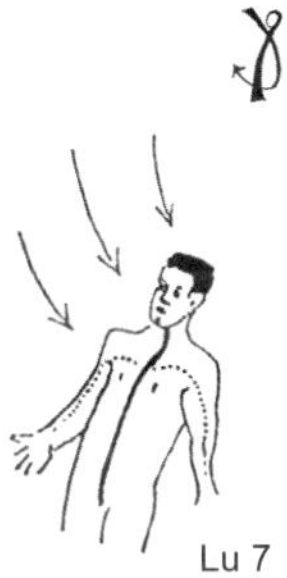 Lu 7

Jen Mo

Tu Mo

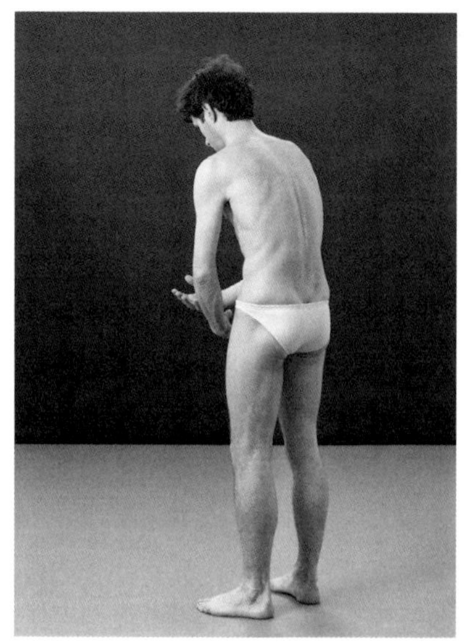

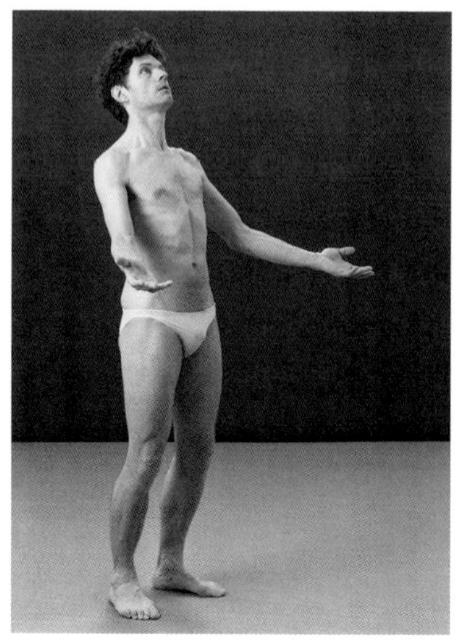

Jen Mo

Das *Kei Raku*-System im Einzelnen

Die Hauptmeridiane – *King Mo*

Tae Yang – Das große *Yang*

Geste bei den *Kei Raku* Aus engster Verballung heraus schiebt das Bein vom Kreuz her die Ferse heraus. Die stärkste Intensität erwächst in dem Gebiet, wo die Begegnung mit dem Wegzuschiebenden zu erwarten ist.

Die Hand will holen. Hier entsteht die stärkste Intensität im Bereich des Zugriffs. Damit wird ein fiktiver Raum im Bereich der mittleren Reichweite gebildet, der verteidigt (heraus) und in Anspruch genommen (herein) wird.

Der Rücken bildet die hintere, tatsächliche Raumgrenze. Er wird wie ein Schild herausgestemmt zum Tragen und Abfangen.

Das Kinn wird weit hervorgewölbt; die Stirne stößt hervor.

Wechselseitig betont ist die andere Seite unermüdlich bereit, weiter zu stampfen, weiter zu grapschen, wenn der Intensitätsgipfel überschritten ist.

Der korrespondierende psychologische Gehalt Es ist der ursprüngliche vitale Lebensanspruch, der aus der Tiefe aufkeimt. Er stemmt sich gegen Eindringendes und wühlt sich frei. Er schafft Grenzen. Zu tragen und zu kämpfen ist existentielles Bedürfnis und weckt die Lebensgeister. Hier ist der Ausdruck stärkster männlicher Dynamik und Potenz.

Das körperdynamische muskuläre- oder Atem-Phänomen Die Muskulatur zeigt eine hochexplosive Spannkraft. Sie zentriert sich im Unterbauch. Die Bauchwand bis zum Rücken wird prall-elastisch, in jedem Augenblick lösungsbereit zur Stoßkraft in die Glieder. Unermüdliche Regsamkeit und Reaktionsschnelligkeit finden hier ihren Ausgangspunkt.

Der Atem scheint ohne Beklemmungsgefühle im Unterbauch geballt zu sein, als würde er mit schnellen Schwingungen stehen.

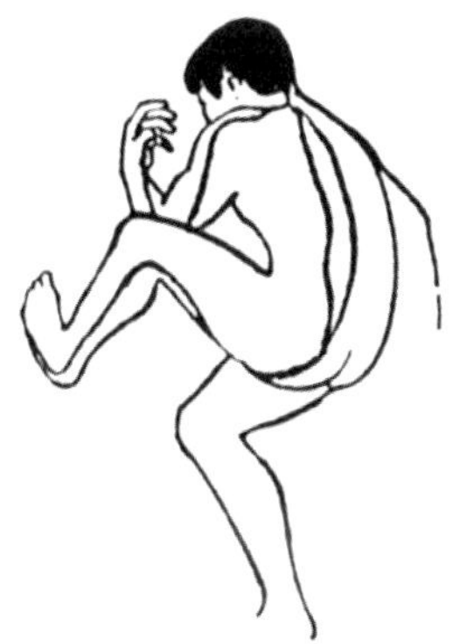

Affinitäten zu anderen Bereichen: Kunst, Tanz, Sport. Allegorische Anklänge. Anklänge in besonderen Verhaltensformen Aus dieser Haltung heraus beginnt das Leben. Hier gründet sich Hara, die Erdmitte des Menschen. Hier zentriert sich die Kraft für Schwertkampf, Kung Fu und Karate. Allegorisch klingt die Form aus im Faun, Pan, Dämon, Erdgeist, Gnom und Donnergott. Kriegstanz und Bauerntanz.

Übertreibungen bei zu starker Dominanz Ungeordnete Aggressivität, primitiver Geltungsanspruch, Hamstern und Unterwühlen

Mangelzustände bei zu starker Rezession Impulslose Laschheit, Lebensschwäche, Impotenz

Diskrepanz oder Abbrüche im Meridianverlauf nicht beschreibbar.

Chao Yang – Das kleine *Yang*

Geste bei den *Kei Raku* Das Bein schraubt sich wie aus dem Boden heraus. Der ganze Körper verwindet sich, die Flanke ist weit gedehnt. Nacken und Kopf drehen bereits zur Gegenseite. Die Augen suchen ein neues Ziel, die Ohren sind gespitzt. Der Arm greift vor, als müsste er mit der Hand etwas beiseiteschieben, um hindurch zu gelangen.

Die Intensität liegt im ersten Augenblick des Beiseite-Schiebens, Heraus-Tretens oder Hindurch-Kommens.

Rechts und links lösen sich in fließendem Wechsel der Intensität rhythmisch schwingend ab.

Der korrespondierende psychologische Gehalt Hierin liegt die „Freigabe" ursprünglicher Kraft, ihr Hinausfließen in das Spiel mit der Welt, das Sich-Lösen und Neu-Verbinden, aber auch das Sich-hindurch-Winden, das Widerstände-Umgehen, das Ausweichen, Sich-nicht-treffen-Lassen, das Vor-sich-Liegende wieder Hinter-sich-Lassen, auf Neues-Blicken, Sich-dem-rhythmischen-Wechsel-Hingeben, Erkundungslust, einen eigenen Weg gehen.

Das körperdynamische muskuläre- oder Atem-Phänomen Lösung, Weitung, Dehnung, fließende Übergänge im Bewegen, rhythmischer Ausgleich der Spannungsbalance sind die muskulären Phänomene.

Der Atem schwing großwellig mit weichen Übergängen pausenlos um die Mitte des Leibes mit Betonung der Flanken.

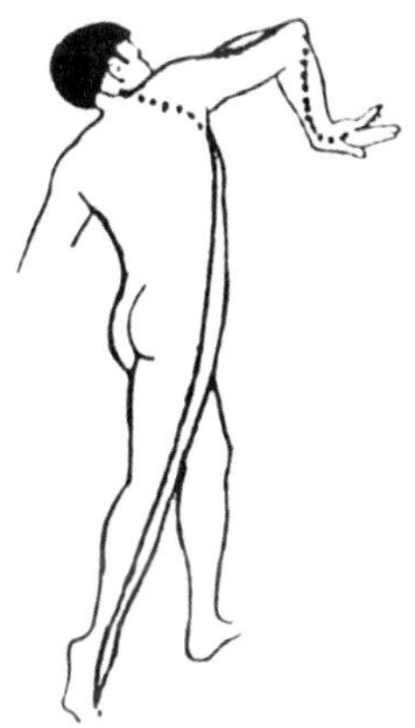

Affinitäten zu anderen Bereichen: Kunst, Tanz, Sport. Allegorische Anklänge. Anklänge in besonderen Verhaltensformen Hieraus entsteht das spielerische, unverbindliche, nie verletzende, aber doch sich bewährende, sportliche Miteinander, betont in der rhythmischen Gymnastik, besonders deutlich im Judo.
Allegorie Schlange, Fisch, Ranke, Winde.

Übertreibungen bei zu starker Dominanz Rücksichtloses Durchgreifen, Alles-beiseite-Schieben, An-nichts-hängen-Bleiben, Ruhelos- und Haltlos-Werden.

Mangelzustände bei zu starker Rezession Sich-in-Starrheit-Verschließen, Reglos-Werden, Sich-Verkrampfen. Gefühlsblockade. „Rühr mich nicht an". Eigenbrötler, Abweisender, Zwangsverhalten.

Diskrepanz oder Abbrüche im Meridianverlauf nicht beschreibbar.

Yang Ming – Das herausstrahlende *Yang*

Geste bei den *Kei Raku* Die ganze Gestalt ist auf die Vertikale ausgerichtet. Der Fuß scheint die Erde von sich zu distanzieren. Die Hand weist auf Höheres.

Die Augen sind geweitet, der Mund wie zum Ruf geöffnet, doch die Intensität endet vor der Lautgebung.

Die Richtung in die Höhe ist eindeutig und steigert sich mit der Intensität der Entwicklung. Sie ist in ihrer Richtungsdirektive nicht abwandelbar. Sie kann nur zurückgenommen werden, und dann neu oder mit der anderen Seite beginnen. Aus dem Wechsel würde sich ein erhabenes Schreiten ergeben.

Der korrespondierende psychologische Gehalt Hier wird als Ziel der Entwicklung die Richtung nach oben in geistige Sphären angebahnt. Die Richtung ist festgelegt, nicht wandelbar. Dadurch kommen in dieser Form die Tendenzen des Entscheidens, Richtung-Gebens, Festlegens, Bestimmens, Weisung Gebens, Dirigierens, Planens und Organisierens zum Tragen.

Das körperdynamische muskuläre- oder Atem-Phänomen Die ganze Intensität ist auf den einen Akt des Streckens ausgerichtet. Sie muss in der gleichen Richtung zurück genommen werden, um einen Neuansatz zu finden.

Die höchste Intensität ist mit dem Gefühl der Lösung von der Erdenschwere verbunden.

Der Thematik dient streng genommen nur ein einziger Einatemzug in die obersten Brustbereiche. Mit dem Ausatem lässt die Intensität der Thematik nach.

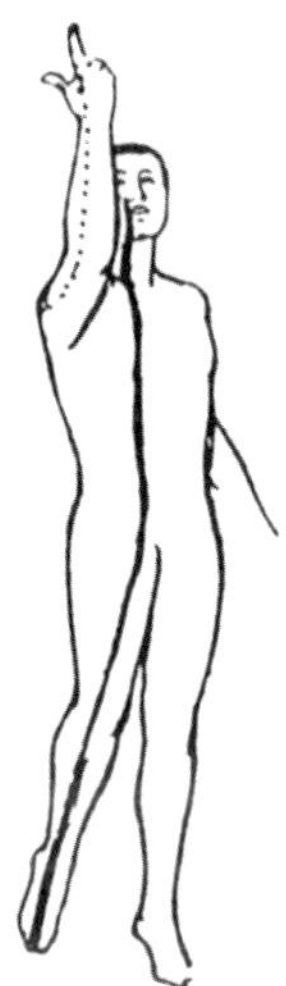

Affinitäten zu anderen Bereichen: Kunst, Tanz, Sport. Allegorische Anklänge. Anklänge in besonderen Verhaltensformen Diese Form entspricht der Grundtendenz abendländischer Geisteshaltung. Sie ist dem asiatischen Lebensstil fremd. In der westlichen Kunst ist sie dagegen häufig nachweisbar. Sie klingt an im lehrenden Weisen, im Demagogen, dem Rufer in der Wüste, dem Propheten, dem verkündenden Engel, bei den Götterboten Hermes und Merkur. Ihr kommt das Ballett mit dem Spitzentanz und der Pose nahe.

Übertreibungen bei zu starker Dominanz Überheblichkeit, Prinzipienreiterei, Sturheit.

Mangelzustände bei zu starker Rezession Wankelmütigkeit, Unentschlossenheit.

Diskrepanz oder Abbrüche im Meridianverlauf nicht beschreibbar.

Chao Yin – Das kleine *Yin*

Geste bei den *Kei Raku* Im Zurückbeugen dehnt sich die Vorderseite. Der Kopf sinkt – wie unbeteiligt – mit geschlossenen Augen nach hinten. Der Damm steigt, sich eröffnend, nach oben. Dennoch bleiben die Knie nach innen gedreht. Die Leisten sind maximal gestreckt. Im Kreuz erfolgt keine Abknickung.

Die Arme ziehen – über den Kopf erhoben – mit auswärts gedrehten Handflächen nach hinten. Der kleine Finger ist gestreckt.

Die Geste ist doppelseitig.

Die Intensität liegt im ersten Ansatz der Rückneigung. (Das Bemühen, nicht umzukippen, gehört nicht mehr dazu; es hebt die Thematik auf.)

Der korrespondierende psychologische Gehalt Das ganze Wesen ist empfangsbereit in der Tiefe eröffnet. Die Sphäre des *Yin* steigt – als wenn sie aus dem Boden käme – nach oben, dem großen *Yang* zu begegnen. Die Sphäre des *Yang* sinkt in das Dunkel des *Yin*.

Regeneration durch Aufnahme und Abgabe (Loslassen).

Es ist die positive Hingabe, die den anderen veranlasst das „Rechte" zu tun: zu schützen oder zu zeugen.

Kritikloses Zuhören-Können und akzeptieren passen hinein. Nachgeben ist hier Stärke. Es ist der Sog des Weiblichen.

Das körperdynamische muskuläre- oder Atem-Phänomen Weichheit ohne Tonusverlust.

Ein einziger Ausatem, der die Tiefe so eröffnet, als müsste der neue Einatem durch den Damm eintreten.

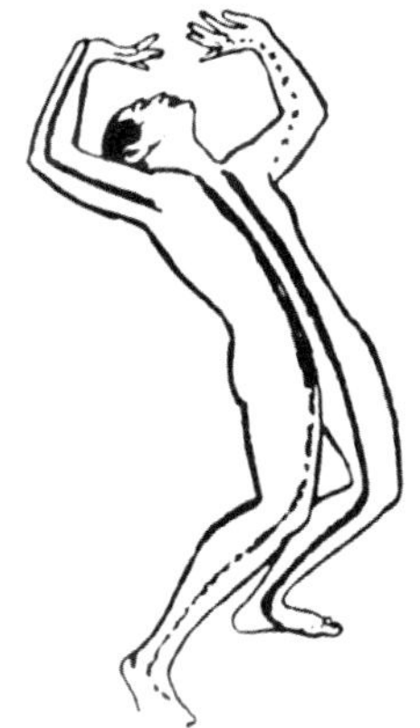

Affinitäten zu anderen Bereichen: Kunst, Tanz, Sport. Allegorische Anklänge. Anklänge in besonderen Verhaltensformen Im Leben bleibt die Geste intim. Sie deutet sich an bei der Schlafenden im Gras, im abgespreizten Finger bei Mutter Maria, der Magd, bei der lauschenden Hingabe an die Musik. Die Form wird deutlicher beim Kunstwerk „Die Nacht" von Hodler, der Plastik „Der Kuss" von Rodin.

Das Tier zeigt die Form in der Demutsgeste des Hals-Bietens.

Übertreibungen bei zu starker Dominanz Überhöhte Erwartung bei ständiger Anforderung. Die Seelen-Kloake, die alles aufnimmt, aber nichts verwertet.

Mangelzustände bei zu starker Rezession Das Abwehrende-sich-Verschließen, schamhaftes Sich-zurück-Ziehen, Sterilität.

Diskrepanz oder Abbrüche im Meridianverlauf nicht beschreibbar.

Chüe Yin – Das verströmende *Yin*

Geste bei den *Kei Raku* Alle Glieder streben nach außen in die Weite. Die Handflächen sind dabei nach hinten gedreht.

Die Intensität kann stetig gehalten werden: Es fließt immer hindurch – heraus ↔ herein, als würden sich die Medien außen und innen ausgleichen. Schwebend-Sein.

Der korrespondierende psychologische Gehalt Sich-hinein-Breiten und -Ausgleichen. Sich Austauschen: Heraus- und Hereinlassen. Keine Individualität. Einer unter vielen, ohne persönlichen Kontakt, doch eingeordnet. Gruppenzugehörigkeit, Herdeninstinkt.

Das körperdynamische muskuläre- oder Atem-Phänomen Alles wird schwerelos ausgeglichen. Die Leibbegrenzung erscheint durchlässiger.

Der Atem wird groß und ruhig mit schwebenden Übergängen und Betonung in der Mitte des Rumpfes.

Affinitäten zu anderen Bereichen: Kunst, Tanz, Sport. Allegorische Anklänge. Anklänge in besonderen Verhaltensformen Andeutungen finden ich im morgendlichen Räkeln, bildmäßig in Proportions-Skizzen von Leonardo da Vinci, Albrecht Dürer und Agrippa von Nettesheim.

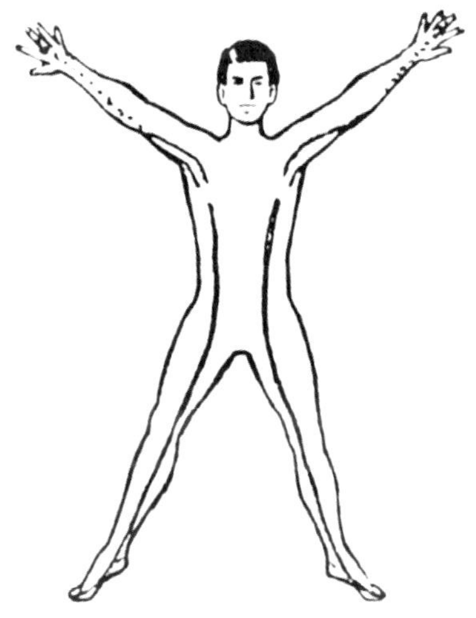

Übertreibungen bei zu starker Dominanz Keine Grenze im Verströmen finden. Aufgeben der Individualität, Verlust der Stellungnahme. Das Laubblatt im Wind.

Mangelzustände bei zu starker Rezession Misstrauen, Vereinsamung, skeptische Blockierung.

Diskrepanz oder Abbrüche im Meridianverlauf nicht beschreibbar.

Tae Yin – Das große *Yin*

Geste bei den *Kei Raku* Sattsames Stehen, als verwurzelten die Beine im Boden. Der Rumpf bleibt mit geradem Kreuz und Rücken aufgerichtet in ruhiger Gelöstheit und Fülle, auch wenn in den Knien und in der Hüfte gefedert wird.

Aus breitem, gewölbtem Brustkasten strömt die Kraft über die Arme und offenen Hände in die Welt.

Die Intensität steigert sich stetig.

Der korrespondierende psychologische Gehalt Kraft aus dem Boden ziehen und dadurch eigenen Standpunkt haben. Die erlangte Fülle überfließen lassen. Sich mutvoll darbieten und zur Verfügung stellen.

Das körperdynamische muskuläre- oder Atem-Phänomen Allgemein erhöhter Muskeltonus.

Der Atem steigt aus der Tiefe auf und füllt die Brust bis zur Einatem-Verhaltenheit. Er drängt die vorgestreckten Arme fast auseinander.

Affinitäten zu anderen Bereichen: Kunst, Tanz, Sport. Allegorische Anklänge. Anklänge in besonderen Verhaltensformen Luther auf dem Reichstag in Worms: Hier stehe ich! Ich kann nicht anders! Fechterstand, Landsknecht, japanische Ringer, Tscherkessen-Tanz.

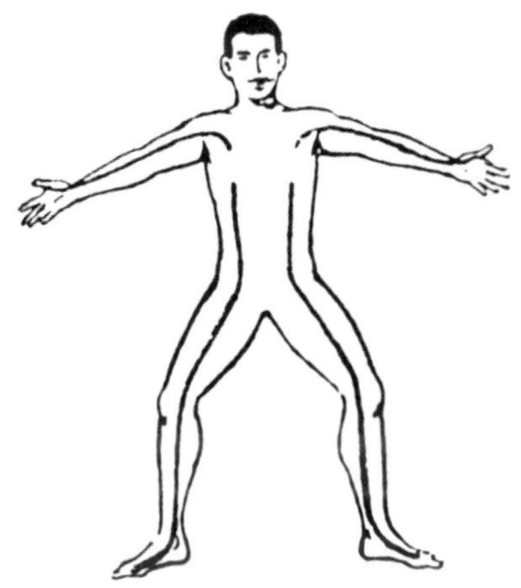

Übertreibungen bei zu starker Dominanz Der Kraftmeier und Muskelprotz, der Von-sich-selbst-Überzeugte, der Immer-Bereite, der Stets-Verpflichtete, der Nie-Nachgiebige.

Mangelzustände bei zu starker Rezession Falsche Bescheidenheit, Feigheit, Sich-nicht-Zeigen und -nicht-einsetzen-wollen, Zurückstehen, Auftritts-Angst, Flucht, Ausweichen.

Diskrepanz oder Abbrüche im Meridianverlauf nicht beschreibbar.

Die Wundermeridiane – *Ch'i Mo*

Der Verlauf der 6 Wundermeridian-Paare wird in der Überlieferung viel ungenauer beschrieben als der der *Kei Raku*. Es gibt bei ihnen lange Strecken, wo ihr Verlauf durch keine Punkte festgelegt ist.

Wir empfinden diesen Verlauf nicht als Linie, sondern als oft handbreites Band, in dessen idealer Mitte sich die beschriebene Linie befindet.

Das Empfinden für *Ch'i* hat dann nicht den Charakter des Strömens im Verlauf der Linie wie bei den *Kei Raku*, sondern ist an jedem Abschnitt gleichartig über die leibliche Begrenzung hinaus tendierend, eine Transparenz aufrufend, die sich auf die Umwelt orientiert.

Die Wundermeridiane werden – wie auch die Königsadern – von besonderen Kardinalpunkten, den *Lo*-Punkten auf einem *Kei Raku* in ihrer Aktivität angeregt oder aufgerufen. Diese Punkte liegen jeweils ganz in der Nähe der Hand- bzw. Fußgelenke, also in einem Gebiet, das mehr der Welt als dem Eigenen zugehört. Das bedeutet für uns: Auch die Befindlichkeit des Eigenen bedarf der Kommunikation mit der Welt. Kein Wundermeridian führt aber bis an die Endpunkte der Glieder.

Darum sind die Wundermeridiane nicht auf eine tätige Auseinandersetzung mit der Welt ausgerichtet, sondern sie charakterisieren den Zustand der Befindlichkeit des Menschen in seiner Welt.

Yang Tsiao Mo

Verlauf des Wundermeridians Er beginnt am äußeren Fußknöchel, zieht an der Seite hoch bis zur äußeren Schulter, schlingt sich dann nach vorn in die Nähe des Kehlkopfes und steigt über die Wange hinauf zum inneren Augenwinkel, um dann über das Haupt hinweg zum Nacken zu gelangen.

Sein Lo-Punkt zur Anregung ist zugleich sein Anfangspunkt auf dem *Tae Yang*.

Der korrespondierende psychologische Gehalt Mit dem Transsensus im gesamten Bereich der Linie steigt eine Vorstellungs-Empfindung auf, als würden Flügel in die Weite hinauswachsen –Engelsflügeln gleichend –, die bis zu den Füßen reichen und so hoch gehen, dass sie weit über die Schulter abstehen. Doch der Kopf erhebt sich frei heraus zum Überschauen.

Diese angebahnte Thematik erweitert sich zu der Befindlichkeit, dass man über die Reichweite der Flügel hinaus einen Raum um sich bilden könnte, der von einem selbst gestaltet wird, der andere zu umhüllen und hinein zu nehmen gestattet. (Unter die Fittiche zu nehmen. Aber auch da bleibt der Kopf aufrecht, über diesen Bereich hinausschauend.)

In einem abgewandelten gegenpoligen Aspekt liegt in dieser **Raumgestaltung** aber auch das Sich-hinein-Geben in einen Raum, den andere zur Verfügung stellen, die hinter einem stehen, Rückhalt und Rückendeckung geben.

So liegt im *Yang Tsiao Mo* die **Raumgestaltung**.

Das körperdynamische muskuläre- oder Atem-Phänomen Anhebung der Einatemlage.

Aktivierung des Lagetonus der Muskulatur.

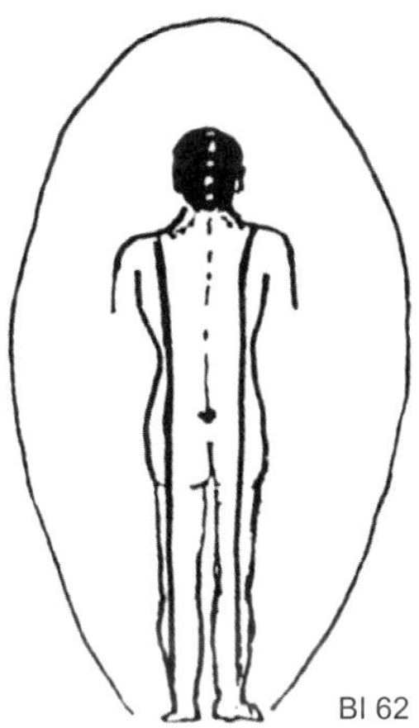

Affinitäten zu anderen Bereichen: Kunst, Tanz, Sport. Allegorische Anklänge. Anklänge in besonderen Verhaltensformen Der Engel des Herrn mit den großen Flügeln.

Joseph, da er Maria schützend mit weitem Mantel umhüllt.

Die Glucke, die ihre Fittiche bergend um ihre Küken breitet. (Aber auch das Küken selbst, das sich hineinkuschelt.)

Übertreibungen bei zu starker Dominanz Zu starke Raumbegrenzung, Klüngel bilden.

Mangelzustände bei zu starker Rezession Flügellahm, Einsamkeit, Schutzlosigkeit.

Diskrepanz oder Abbrüche im Meridianverlauf Nur geistige Zirkel; nur nahe Bekannte um sich dulden.

Yin Tsiao Mo

Verlauf des Wundermeridians Beginn am inneren Fußrist. Von dort verläuft er über den *Yang Ming* an der Brustwarze vorbei zum Hals und zieht neben Mund und Nase herauf zum oberen inneren Augenwinkel. Im Gesicht läuft er mit dem *Yang Tsiao Mo*. Sein *Lo*-Anregungspunkt liegt mit auf dem *Chao Yin* am inneren Fußrist.

Der korrespondierende psychologische Gehalt Durch Transsensus im gesamten Bereich dieses Meridians strahlt der Mensch aufrechtstehend mit offenem Blick frei in die Welt hinaus, wird er präsent, tritt in Erscheinung, ist er anwesend. Das Umfeld ist von seinem Wesen erfüllt, angereichert.

Der korrespondierende psychologische Gehalt von *Yang* und *Yin Tsiao Mo* gemeinsam Atmosphäre bilden, d.h. einen Raum um sich gestalten, der vom eigenen Wesen angefüllt ist und doch mit anderen geteilt werden kann.

Das körperdynamische muskuläre- oder Atem-Phänomen Gegendruck im Ausatem (die Fülle des Einatems wird gehalten), Stabilisierung des Lagetonus.

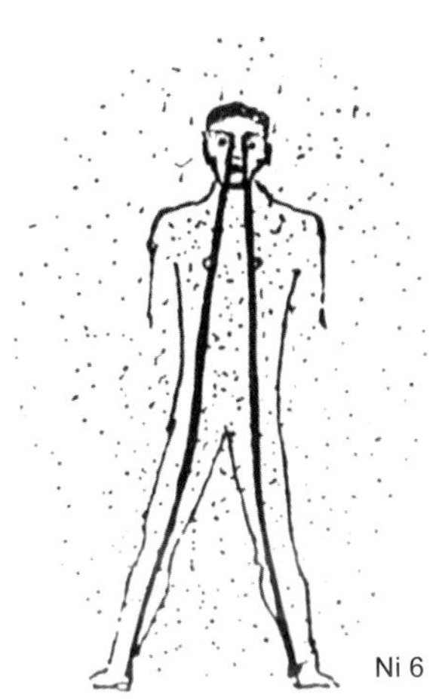

Affinitäten zu anderen Bereichen: Kunst, Tanz, Sport. Allegorische Anklänge. Anklänge in besonderen Verhaltensformen Der strahlende Mensch. Das-von-ihm-Ausgehende.

Übertreibungen bei zu starker Dominanz Gefahr des Sich-Verausgabens, verbrennend vergehen.

Mangelzustände bei zu starker Rezession Leer, farblos, unbedeutend, ein Nichts.

Diskrepanz oder Abbrüche im Meridianverlauf nicht beschreibbar.

Yang Oe Mo

Verlauf des Wundermeridians Er beginnt auf dem *Tai Yang* in der Mitte der Außenkante des Fußes, zieht nur wenig seitlich vom *Yang Tsiao Mo* hoch ins Schultergebiet. Dabei berührt er einige Punkte des *Chao Yang*.

Der Verlauf über die Schulter bis zum Warzenfortsatz ist in der Überlieferung bei fast jedem Autor anders angegeben. Wir schließen daraus – wie es sich unserer Empfindung auch nahelegt –, dass eine gewisse Unruhe im Bereich der Schulter besteht, als würde die Lebendigkeit in der Intensität zwischen dem vorderen und hinteren Gebiet der Schulter ständig wechseln.

Der Verlauf geht dann weiter mit dem *Chao Yang* des Fußes (dem rhythmisch Bewegten) über das Ohr, als müsste dieses „gespitzt" werden. Die Anregung geschieht über den *Lo*-Punkt des *Chao Yang* am Handgelenk.

Der korrespondierende psychologische Gehalt Das ganze Wesen lauscht über das Verlaufsgebiet hinaus auf das, was sich da draußen bewegen könnte; in Alarmbereitschaft aufgerufen und schon in Andeutung das Erlebte in der Peripherie des Leibes mitlebend.

Das körperdynamische muskuläre- oder Atem-Phänomen Der Atemablauf variiert ständig. Der phasische Tonus ist aktiviert (Reagibilität der Muskulatur ist aufgerufen).

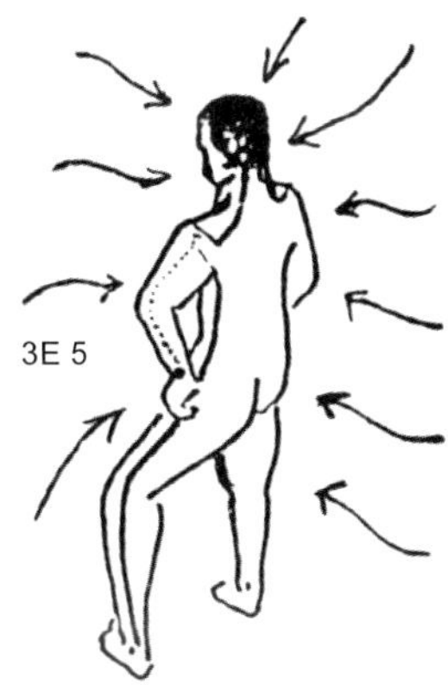

Affinitäten zu anderen Bereichen: Kunst, Tanz, Sport. Allegorische Anklänge. Anklänge in besonderen Verhaltensformen Der Kampfbereite. Das lauschende Tier.

Übertreibungen bei zu starker Dominanz Unruhgeist, Übervorsicht, Misstrauen.

Mangelzustände bei zu starker Rezession Unaufmerksamkeit, Neigung zu Fehlreaktionen.

Diskrepanz oder Abbrüche im Meridianverlauf Zerstreutheit.

Yin Oe Mo

Verlauf des Wundermeridians Beginn handbreit über dem inneren Knöchel auf dem *Chao Yin*. Von der Leiste an begleitet er den *Tai Yin* bis zur Brust, berührt dort noch den *Chüe Yin* und umschlingt im Kehlkopfgebiet den *Jen Mo*. Er hat also zu allen *Yin*-Meridianen des Rumpfes Beziehung.

Seine Anregung erfährt er zudem aus dem *Chüe Yin* des Armes durch den *Lo*-Punkt über dem Handgelenk.

Der korrespondierende psychologische Gehalt Diese reine *Yin*-Charakteristik bedeutet, dass das Eigene, Tief-Innerliche maßgebend ist für das, was sich nach außen entwickelt. Es sind die organismischen Belange, die sich mit ihrem Anspruch melden.

Das körperdynamische muskuläre- oder Atem-Phänomen Atemansatz im Unterleib. Phasischer Tonus stabilisiert (zentriert), d. h., was als Regung nach außen gelangt, entsteht aus spontanem, innerem Bedürfnis.

Affinitäten zu anderen Bereichen: Kunst, Tanz, Sport. Allegorische Anklänge. Anklänge in besonderen Verhaltensformen Hat keine Affinität im Draußen, denn Spontaneität ist original.

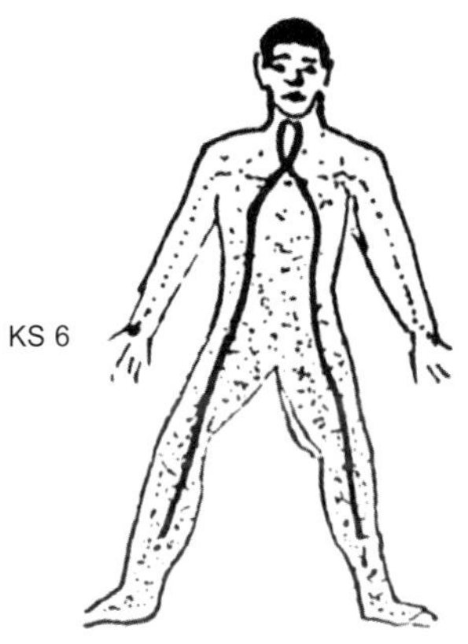

Übertreibungen bei zu starker Dominanz Fragt nicht nach anderen Wünschen, Trieb und Drang bestimmt.

Mangelzustände bei zu starker Rezession Bedürfnislos, impulslos schwach, ohne inneren Antrieb.

Diskrepanz oder Abbrüche im Meridianverlauf Explosiv, cholerisch – oder in der Spontaneität gehemmt, unberechenbar, verschroben.

Tai Mo – Gürtelgefäß

Verlauf des Wundermeridians Er verläuft zwischen unterster Rippe und Beckenkamm rund um den Leib. Ein Autor beschreibt ihn als Kreis, andere als dreifach aufsteigende Spirale, wobei es offenbleibt, ob es auch eine gegenläufige Spirale gibt.

Wir empfinden seine Breite und besondere Art von Regsamkeit und Ruhe so, als erahne man die Gegenläufigkeit, obwohl sie sich im Gegenwärtigen aufhebt. Zu ihm gehören nur seitlich Punkte des *Chüe Yang.*

Als Ringgefäß umhüllt er alle Meridiane des Rumpfes. Rundum geweitet ist die Haltung bauchbetont. Wird dabei der Lotus-Sitz eingenommen, so ist auch der *Lo*-Punkt auf dem *Chüe Yang* an dieser Stelle angesprochen. Er vermittelt die Lebendigkeit in der Ruhe.

Der korrespondierende psychologische Gehalt Da kein Kopf- und Gliederbezug vorhanden ist, kann sich ein Transsensus von dem Meridianbereich aus an kein Objekt „halten". Die Thematik ist damit auf nichts durch die fünf Sinne Erfassbares, sondern „Übersinnliches" ausgerichtet, um „Subtileres" zu erfahren und sich in Kongruenz mit diesem zu versetzen. Dafür koordiniert es auch die eigenen *Kei Raku* und Wundermeridiane zu Harmonie, Ausgleich und Abstimmung des Eigenen auf kosmische Belange. Psi.

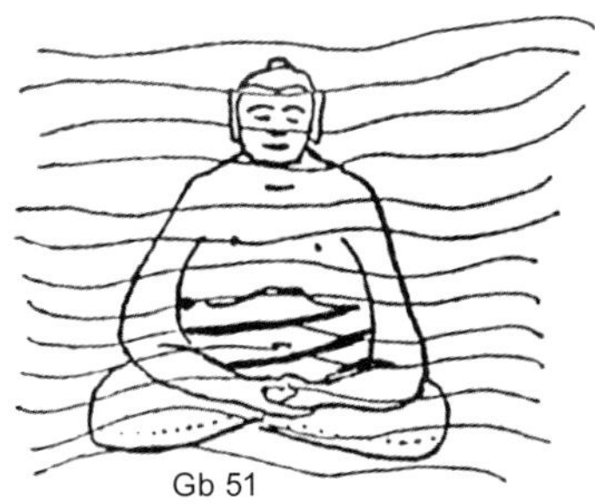

Das körperdynamische muskuläre- oder Atem-Phänomen Lautlos fließender Atem um die Leibesmitte. Der Tonus der Muskulatur des Rumpfes wird so feinsinnig, dass er einer tastenden Hand wie durchlässig und widerstandslos erscheint, weil der Bezug über die Person hinaus geht. Koordination und Adaptation auf unbekanntes Äußeres.

Affinitäten zu anderen Bereichen: Kunst, Tanz, Sport. Allegorische Anklänge. Anklänge in besonderen Verhaltensformen Buddha, Medium, Telepathie.

Übertreibungen bei zu starker Dominanz Samadhi, Aufgehen im Nirwana, Zerfließen

Mangelzustände bei zu starker Rezession nicht beschreibbar.

Diskrepanz oder Abbrüche im Meridianverlauf nicht beschreibbar.

Tschrong Mo – Lotgefäß

Verlauf des Wundermeridians Er hat den kürzesten Verlauf und zieht nur vom Damm zur Brust. Über seinen Verlauf divergieren die Überlieferungen stark:

- Er steigt als einzelner zwischen *Tu Mo* und *Jen Mo* hoch (Hübotter).
- Er wird einmal mit *Tu Mo*, einmal mit *Jen Mo* identifiziert (Hübotter).
- Er verläuft vom Damm aus identisch mit dem *Chao Yin* paarig bis zur Brusthöhe (Niboyet, Bischko u.a.).
- Er steigt bis zum Mund auf (Nghi).
- Er verliert sich in der Brust (Hübotter).
- Er anastomisiert mehrfach mit dem *Jen Mo* und *Tae Yin* (Bischko).
- Er hat vielfache Anastomosen zu *Yin Kei Raku* (Nghi).

Angeregt wird er auf dem *Lo*-Punkt des *Tae Yin* am inneren Fußrist.

Nach unserem Empfinden bestehen alle Angaben zu Recht: Es ist der Meridian des Lotes inmitten von Allem, dem *Yin* angehörend, ins *Yang* tendierend. Angeregt durch das, was aus dem tiefen, tragenden Untergrund kommt *(Tae Yin)*, vermittelt er die Beziehungen zur Welt nur durch die übrigen *Kei Raku* und Wundermeridiane hindurch. Er bringt also die *Kei Raku* zum Einsatz nach Maßgabe der augenblicklichen Konstellation des Menschen im Verhältnis zur Welt.

Der korrespondierende psychologische Gehalt Über ihn verwirklicht sich der Mensch nach dem Gesetz, nachdem er angetreten ist und wie er gemeint ist, ohne dass er durch Reflexion in diesen Entwicklungsgang eingreift oder nach anderen fragt.

Der Meridian „verliert" sich weit unterhalb der Sphäre des Bewusstseins im Brustgebiet (Hübotter). Unserem Empfinden nach kommt er letztendlich in diesem „Herzens-Gebiet" zum Ausdruck. Wir haben den Eindruck, als sei er erst im höchsten Reifegrad der Person im Lauf ihres Lebens voll entfaltet. Denn nur dann kann alles „von Herzen" kommen.

Im *Tschrong Mo* liegt die Möglichkeit verankert, dass all das, was im Hier und Jetzt geschehen kann – sowohl im Hinblick auf das Eigene wie das Andere – als das Erforderliche, Notwendige und Angebrachte erscheint. Es

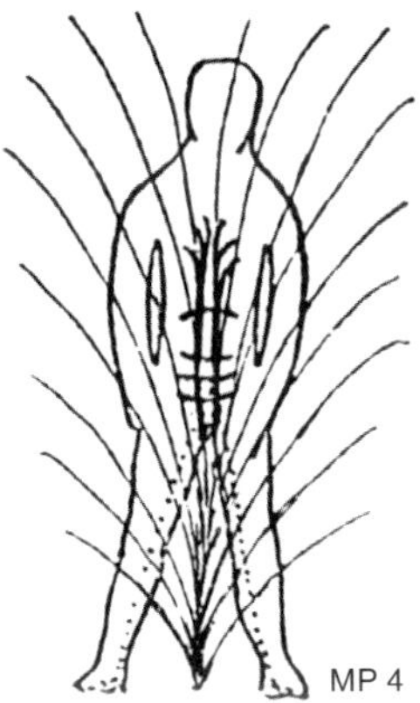

geschieht so selbstverständlich, so eingepasst in die Welt, dass es als Handlung nicht in Erscheinung tritt, nichts anderes beinhaltet, als das Walten einer höheren Ordnung und eingeborenen Bildekraft.

Voraussetzung ist, dass alle *Kei Raku* entwickelt und ansprechbar sind.

Das körperdynamische muskuläre- oder Atem-Phänomen Vollatem mit allen in ihm liegenden unbewussten Variationen. Koordination und Adaption auf unbekanntes Inneres.

Affinitäten zu anderen Bereichen: Kunst, Tanz, Sport. Allegorische Anklänge. Anklänge in besonderen Verhaltensformen Das Ziel buddhistischer Lebenshaltung, der asiatische Weise, Samurai, „Die große Katze".

Übertreibungen bei zu starker Dominanz nicht beschreibbar.

Mangelzustände bei zu starker Rezession nicht beschreibbar.

Diskrepanz oder Abbrüche im Meridianverlauf nicht beschreibbar.

Die Königsadern *Tu Mo* und *Jen Mo*

Sie nehmen im *Kei Raku*-System eine Sonderstellung ein, weil sie sowohl Chrakteristika der *Kei Raku* wie der Wundermeridiane tragen.

Verlauf des Wundermeridians Sie sind unpaar und ziehen beide vom Damm aus in der sagittalen Mitte hoch. Der *Tu Mo* hinten über den Scheitel bis zur Oberlippe, der *Jen Mo* vorn bis zu Unterlippe.

Wie die *Kei Raku* haben sie eigene Punkte, wie diese sind sie durch dehnende Bewegungen zu intensivieren:

- Vorneigung intensiviert den *Tu Mo*
- Rückneigung intensiviert den *Jen Mo*

Im Wechselspiel zwischen Vor- und Rückneigung richtet sich der Mensch auf. Daran hat die Atmung Anteil. Sie „begleitet" die Rückneigung mit Einatem, die Vorneigung mit Ausatem. Der „atemzwingende" Charakter der *Kei Raku* fehlt.

An der Aufrichtung sind die Beine nicht beteiligt. Der Mensch könnte sitzend auf dem Rumpf balancieren. Es ist unwichtig, ob er steht, hockt oder sonst wie sitzt. Die Anregung geschieht durch die Punkte an Armen.

Die Sensation des *Ch'i* entspricht dem der Wundermeridiane. Es ist ruhend und wird doch auch erst durch Transsensus erweckt. Dafür spricht die Notwendigkeit eines Anregungspunktes in der Peripherie.

Der korrespondierende psychologische Gehalt Die Thematik des Aufrichtens bedeutet: Gegen die Schwerkraft antreten, d. h. gegen etwas, was in keiner Weise verändert werden kann, was der Mensch nur akzeptieren und durch sich selbst bewältigen kann.

Er vermag dies nur durch einen Transsensus, den er in die Gegenrichtung, also nach oben, schickt, um sich in einer für ihn unsichtbaren – um nicht zu sagen fiktiven – Instanz zu verankern, die er ebenfalls nicht verändern, sondern nur annehmen kann.

Durch die Königsadern konstituiert sich der Mensch als aufrechtes Wesen, das seinen Platz bewusst und rechtens im Lauf des großen übergeordneten Ganzen einnimmt. Im transzendierenden Erspüren des „Großen Grundes" ist er sich im „Gegenwärtigen" des hinter ihm liegenden, unüberschaubaren „Geworden-Seins", seiner Vergangenheit inne und weiß auch um die Verpflichtung, sich in unbekannte Zukunft hinein entfalten zu müssen.

Das körperdynamische muskuläre- oder Atem-Phänomen Die Königsadern bedürfen der *Kai Raku* nicht, dagegen diese des Momentes der Königsadern, denn – ohne dass es bisher bei den *Kei Raku* hervorgehoben worden wäre – die Entfaltung eines individuellen Themas über die *Kei Raku* ist nur dann möglich, wenn sich zu dieser aktiven Dehnung noch unbeachtet die Bewältigung der Schwerkraft dazu gesellt. Die Königsadern sind also in jedem Entwicklungsakt mit angeschlossen.

Tu Mo – Lenkergefäß

Geste bei den *Kei Raku* Verneigung mit gleichförmig gebogenem Rücken. Die Arme können ohne Betonung vor den Leib gehalten werden, sich verschränken, eventuell mit aneinander gelegten oder gefalteten Händen (Anregung vom *Yang Ming* auf einem Punkt am Kleinfingerballen).

Der korrespondierende psychologische Gehalt Sich einer höheren Instanz überantworten und sich seiner Direktive anheimgeben. Von ihr sich geführt, in Gang gesetzt und gehalten fühlend. Fraglos und kritiklos wird alles angenommen in unbegrenztem Vertrauen und unerschütterlichem Glauben.

„Neigung" ist der Ausdruck der Achtung und Ehrerbietung. Die Verantwortung übernimmt der Erhabene für den eigenen Schicksalsgang.

Das körperdynamische muskuläre- oder Atem-Phänomen Geführter Ausatem. Aufbau von Verhaltensmustern. (Da es mit dem Menschen geschieht, bildet sich Erfahrung.)

Affinitäten zu anderen Bereichen: Kunst, Tanz, Sport. Allegorische Anklänge. Anklänge in besonderen Verhaltensformen Geste der religiösen Demut. Achtungsbezeugung.

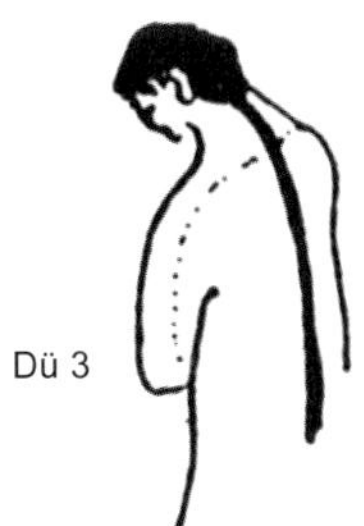

Übertreibungen bei zu starker Dominanz Alles ist Kismet. Ich bin nur Durchgang für andere.

Mangelzustände bei zu starker Rezession Keine Tradition anerkennen. Alles sich selbst verdanken.

Diskrepanz oder Abbrüche im Meridianverlauf Unterwürfigkeit, Ungläubigkeit, Grauen, Phobien.

Jen Mo – Konzeptionsgefäß

(nach Nghi: Responsabilité = Verantwortung)

Geste bei den *Kei Raku* Rückneigung; mit offenen Augen himmelwärts schauen. Die Arme können ohne besondere Betonung auseinander oder – wie zum Empfangen – in die Höhe gehen. (Anregungspunkt auf dem *Tae Yin* an der Daumenballenseite.)

Der korrespondierende psychologische Gehalt Seinen Blick fragend auf eine erhabene Instanz richtend, auf dass dort stille Weisung komme in Bezug auf das, was von einem selbst in die Wege zu leiten sei.

Der Mensch **übernimmt selbst die Verantwortung** dem Erhabenen – und der Welt – gegenüber.

Inspiriert werden; erleuchtet werden; seine Berufung erfassen.

Das körperdynamische muskuläre- oder Atem-Phänomen Geführter Einatem. Abruf von Verhaltensmustern. (Das in dem Menschen gespeicherte Erfahrungsrepertoir wird in Bezug auf Kommendes abgefragt.)

Affinitäten zu anderen Bereichen: Kunst, Tanz, Sport. Allegorische Anklänge. Anklänge in besonderen Verhaltensformen Der Seher. Moses, da er die Gesetze empfing.

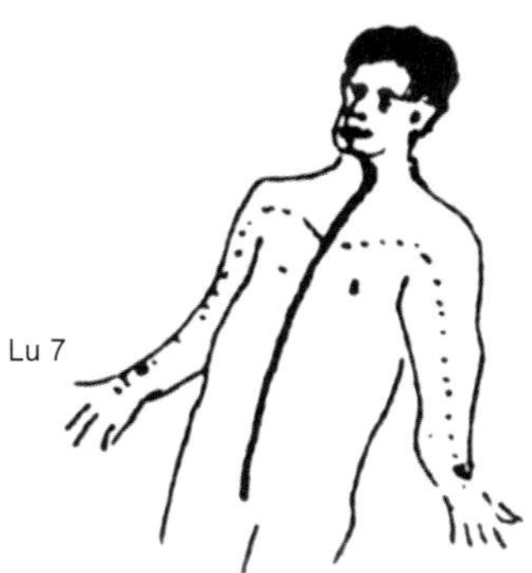

Übertreibungen bei zu starker Dominanz Bigotterie, Anhimmelung.

Mangelzustände bei zu starker Rezession Materialismus. Nur Intellektuelles erfassen.

Diskrepanz oder Abbrüche im Meridianverlauf Irrglaube, Halluzination, Schizophrenie

Die Verbindungsmeridiane – *Lo Mo*

Die *Kei Raku* formen in ihrem Zusammenklang das Bild des Menschen als eine Gestalt, die in ihren Wesenszügen einheitlich in der Welt steht. Die einzelnen *Kei Raku* tragen dazu nur in einer zeitlichen Dominanz bei. Auch wenn sie hier einzeln heraus gehoben werden, sind immer alle *Kei Raku* in jeder Lebensphase in unterschiedlicher Abstufung mit beteiligt.

Eine solche Abstufung zum gegenseitigen Abgleich oder zur Verbindung und Harmonisierung ist durch die Verbindungsmeridiane gegeben. Dadurch entsteht die Mischung und Wandlung der Gesten im vielfältigen Erscheinungsbilde des Menschen während des tätigen Umgangs mit der Welt.

Damit sie in der aktuellen Lebenssituation in angepasster Spielfähigkeit zum Einsatz kommen können, vollziehen die *Lo*-Gefäße die periphere Verknüpfung der Hauptmeridiane untereinander. Sie sind im Gegensatz zu den Wundermeridianen – dem Gürtelgefäß *Tai Mo* und dem Lotgefäß *Tschrong Mo*, die phylogenetisch vorprogrammiert sind – Lernprozessen gegenüber zugänglich. Auch hier sind Gesetzmäßigkeiten in den Verbindungszügen erkennbar. Das Charakteristische ihres Verlaufs, von *Lo*-Punkten an Unterarm und Unterschenkel ausgehend, spiegelt sich auch in der psychologischen Thematik wider. Sie regulieren den unmittelbaren Handlungsabgleich im Umweltbezug, ohne dass es zu einer zentralen Einstellungsänderung kommen müsste.

Über die *Lo*-Gruppenpunkte (Kreuzungspunkte) an den Armen und Beinen werden jeweils die drei *Yang*- oder *Yin*-Meridiane gemeinsam erfasst. Wenn über diese Bahn die *Yang*-Meridiane betont sind (Gruppen-*Lo*: 3E 8 und Gb 39), so ergibt sich psychologisch eine **Ich**-Dominanz. Wird über sie die Vermischung der *Yin*-Meridiane betont (Gruppen-*Lo*: KS 6 und MP 6) ergibt sich die **Welt**-Dominanz.

Führen sie dagegen zum Ausgleich aller Meridiane, dann erwächst erst die Fähigkeit zur echten Umwelt-Kommunikation und „Wir"-Bildung, d.h. zu einer Austauschmöglichkeit in allopathischer und autoplastischer Adaptation.

Die gekoppelten *Lo*-Meridiane

Sie verbinden die Paare gleicher Ebenen im Verhältnis der Person zur Welt. Es die Verbindung der an den Gliedern gegenüberliegenden *Yang* und *Yin Kei Raku*.

Die *Lo*-Verbindungen liegen an den Unterarmen und Unterschenkeln (gekennzeichnet durch Punkt).

Der Mensch steht **über** der Welt
Reife

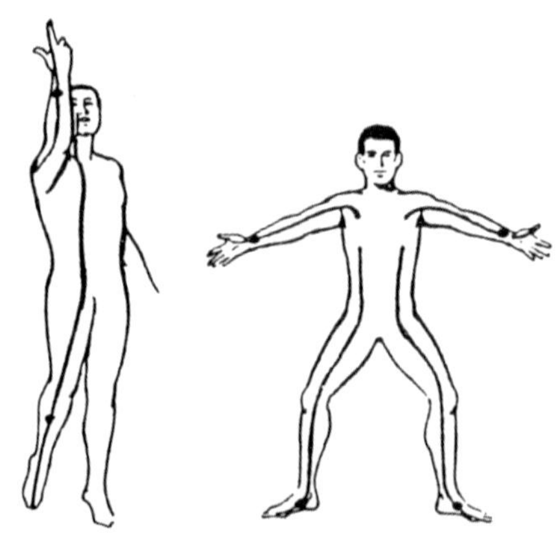

Er dirigiert und ordnet sie	Er gießt sich über sie aus
Yang	*Yin*
Di 6 – Ma 40	Lu 7 – MP 4

Der Mensch steht **in** der Welt
Jugend

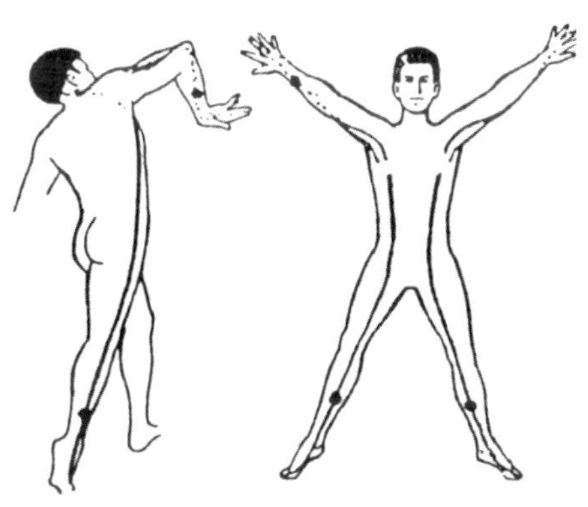

Er geht mit ihr um *Yang* 3E 5 – Gb 37	Er tauscht sich mit ihr aus *Yin* KS 6 – Le 5

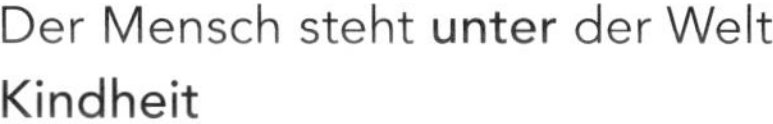

Der Mensch steht **unter** der Welt
Kindheit

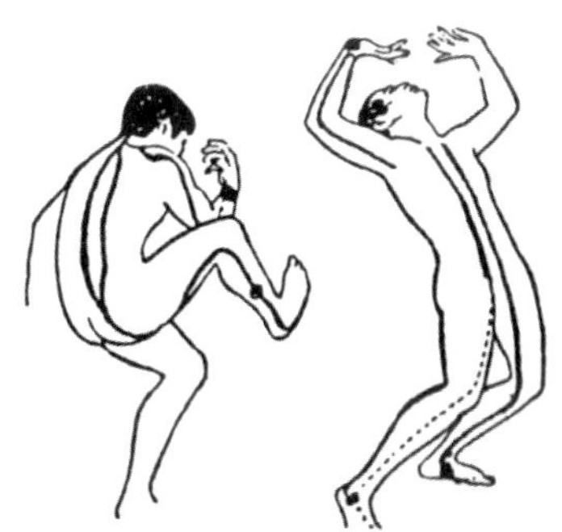

Er unter-wühlt sie *Yang* Dü 7 – Bl 58	Er lässt sie über sich kommen *Yin* He 5 – Ni 4

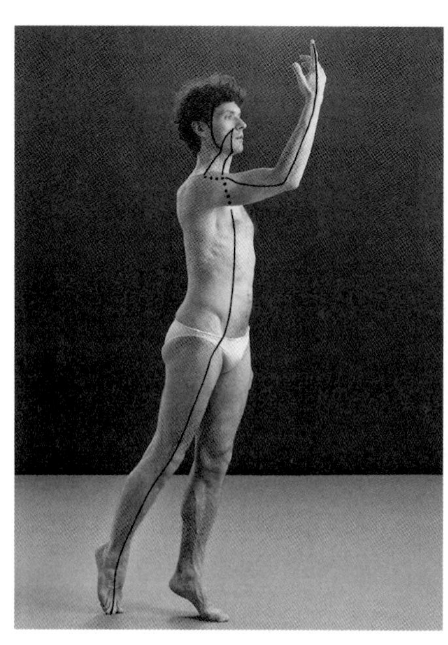

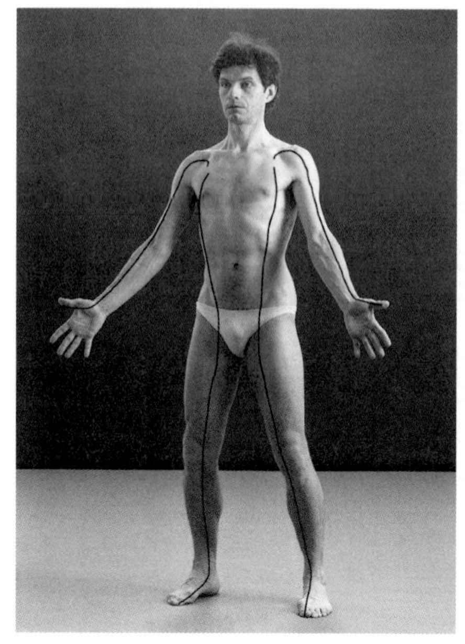

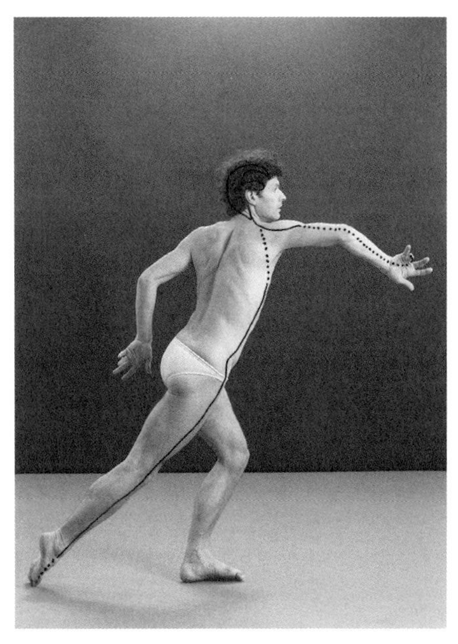
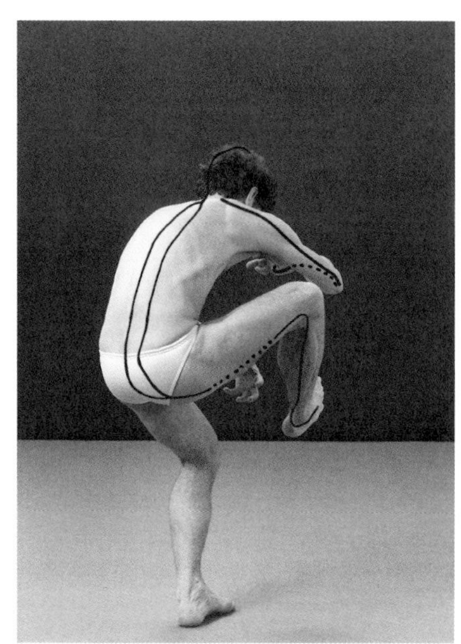
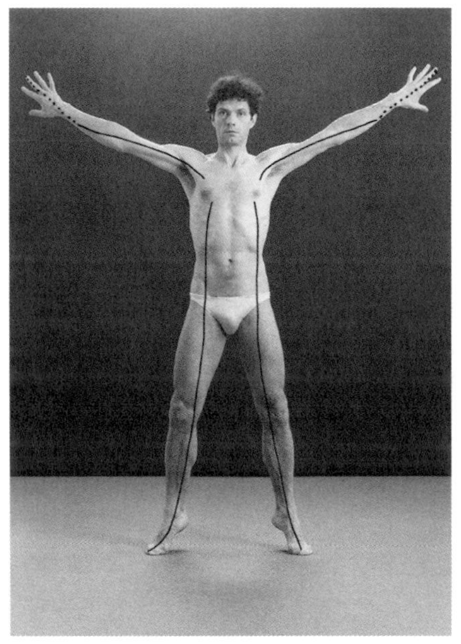
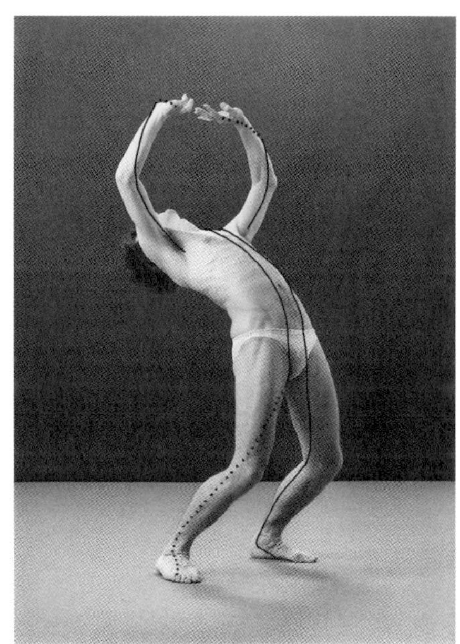

Die Gruppen *Lo*-Meridiane

Sie verbinden die 3 *Yang* oder *Yin Kei Raku* der Arme und Beine

Yang

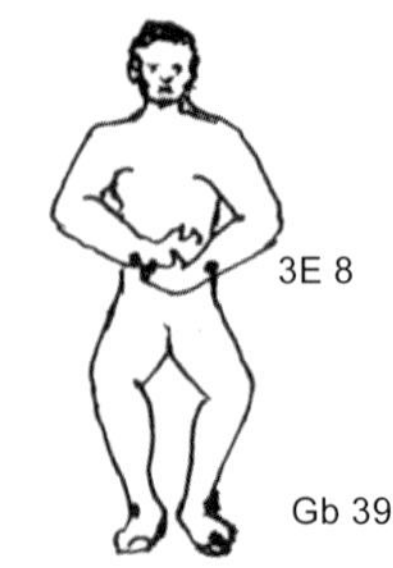

Geste bei den *Kei Raku* In der Lebendigkeit der gesamten Außenseite der Glieder umschließen die Arme den eigenen Raum als wollte sie ganze Welt mit hineinnehmen und darin durcheinanderwirbeln.

Die *Lo*-Verbindungen liegen an den Unterarmen und Unterschenkeln.

Der korrespondierende psychologische Gehalt Das Ich. Eigeninitiative, Freiheitsdrang, Willensdirektive, persönliche Zielsetzung. Aggression.

Das körperdynamische muskuläre- oder Atem-Phänomen Dynamische Aktivität.

Affinitäten zu anderen Bereichen: Kunst, Tanz, Sport. Allegorische Anklänge. Anklänge in besonderen Verhaltensformen Der Egoist, Macho, Revolutionär, der eigenwillige Beherrscher.

Übertreibungen bei zu starker Dominanz Zerstörer, unerbittlicher Tyrann.

Mangelzustände bei zu starker Rezession Ratlosigkeit, Verzicht, Verlust der Eigenpersönlichkeit.

Diskrepanz oder Abbrüche im Meridianverlauf nicht beschreibbar.

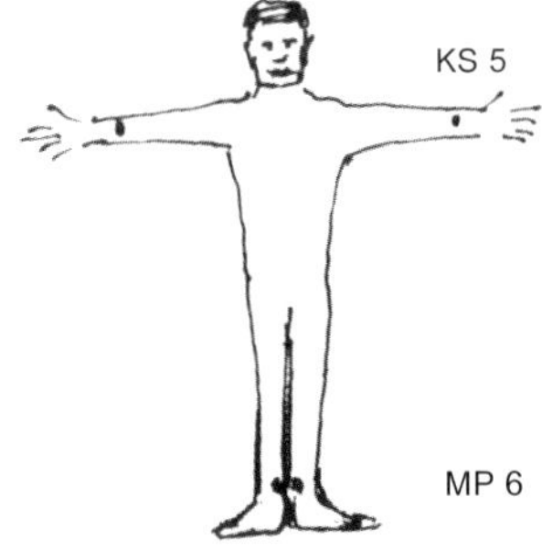

Yin

Geste bei den *Kei Raku* In der Lebendigkeit der gesamten Innenseite der Glieder wird durch die ausgebreiteten Arme und Hände die Begrenzung des eigenen Raumes aufgegeben. Die Beine werden versteift in en-dehors-Stellung (nach außen gedrehte Füße/ Leiste) gehalten.

Der korrespondierende psychologische Gehalt Das Ihr. Nur die Welt hat Geltung. Sie befindet über das Eigene, das sich ihr angstfrei „stellt", sich überantwortet, preisgibt.

Das körperdynamische muskuläre- oder Atem-Phänomen Stabilisierung.

Affinitäten zu anderen Bereichen: Kunst, Tanz, Sport. Allegorische Anklänge. Anklänge in besonderen Verhaltensformen Der Altruist, Der gekreuzigte Jesus.

Übertreibungen bei zu starker Dominanz Zielscheibe, Masochist, Märtyrer.

Mangelzustände bei zu starker Rezession Der Verlorene, ängstlich sich Verkriechende, nie sich Stellende.

Diskrepanz oder Abbrüche im Meridianverlauf nicht beschreibbar.

Die Harmonisierung der *Lo*-Meridiane

Eröffnen sich die *Lo*-Meridiane zum Ausgleich, ermöglicht das die Harmonisierung hin zum Integral der *Kei Raku.*

Geste bei den *Kei Raku* Die Arme runden sich im Bereich der mittleren Reichweite. Sie lassen Raum zwischen den Händen, wie ein offenes Tor, und umhüllen das Eingelassene ohne zu bedrängen. Die Beine sind leicht gespreizt und federnd.

Die Glieder scheinen schwerelos, von ruhender Intensität gefüllt, tat- und empfangsbereit zugleich in alle Dimensionen. Es ist die Regsamkeit im Noch-nicht-Tun.

Der korrespondierende psychologische Gehalt Das Wir. Gebildet aus dem Zusammenklang von Ich- und Ihr. Die Bereitschaft zur Kommunikation.

Für den Umgang mit der Welt stehen bereit: Antrieb (vom *Tao Yang*), Abwandlungsfähigkeit (durch den *Chao Yang*) und Direktive (durch den *Yang Ming*). Sie werden angepasst durch das Gespür (aus dem *Chüe Yin*) für das, was die Welt bedarf und empfangen kann *(Tae Yin)* und von dem, was sich im Eigenen aungereichert hat *(Chao Yin).*

Das körperdynamische muskuläre- oder Atem-Phänomen Eutonie, der Zusammenklang aller Variationsmöglichkeiten des Verhaltens- und Muskelspiels.

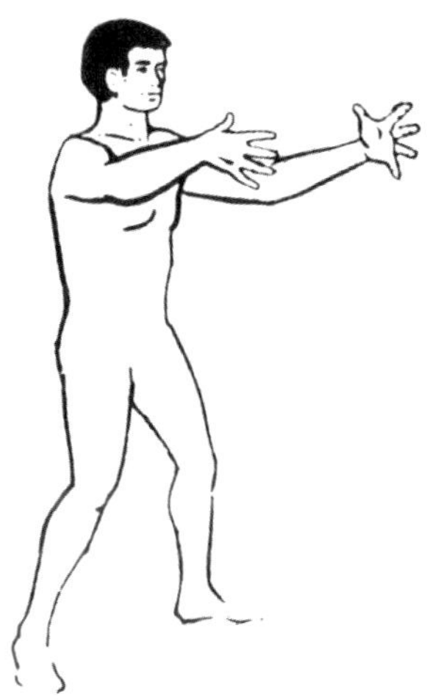

Affinitäten zu anderen Bereichen: Kunst, Tanz, Sport. Allegorische Anklänge. Anklänge in besonderen Verhaltensformen Der Dirigent vor dem Einsatz. Die liebende Mutter. Der vergnügliche Säugling (selbst da die Aufrichtung noch nicht funktioniert). Der Freund.

Übertreibungen bei zu starker Dominanz Nicht möglich.

Mangelzustände bei zu starker Rezession Tod.

Diskrepanz oder Abbrüche im Meridianverlauf nicht beschreibbar.

Das Integral der *Kei Raku*

Das Integral der Hauptmeridiane

Das Integral der *Kei Raku* ist die unmittelbare, aber harmonisch ausgeglichene Koppelung des Menschen an die Welt mit aller Tatbereitschaft.

Alle zum tätigen Umgang mit der Welt in ihm vorhandenen Potenzen sind voll bis in die äußersten Glieder aktiviert, jedoch durch Verbindung der *Lo*-Gefäße in sich so neutralisiert, dass sie im gegenwärtigen Augenblick nicht in eine Veränderung der Umwelt eintreten können, sondern in einem ausbalancierten „Zustand" verbleiben.

Diesen Zustand, in dem alle Muskelfunktions-Variationen aufgerufen und parat stehen, aber noch nicht in der Auswirkung sind, bezeichnen wir als **Eutonie**.

In welcher Weise diese sich verwirklicht, kann erst bei einer Dominanzverschiebung in die eine oder andere Richtung der Variationsmöglichkeiten zum Ausdruck kommen. Dann zeigt es sich, ob sich der Abgleich in der Peripherie abspielen kann, ohne die Gesamtperson in ihrer ausgeglichenen Gelassenheit zu behelligen.

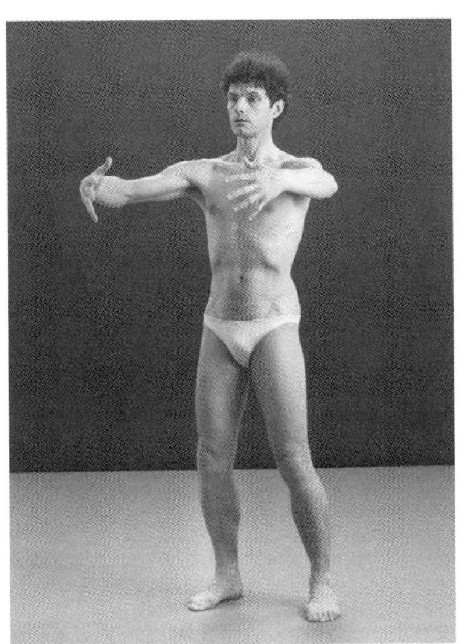

Das Integral der Wundermeridiane

Das Integral der Wundermeridiane ist die ausgeglichene Gelassenheit des Menschen in den Wirren der Welt.

Die Wundermeridiane konstituieren den jeweils erreichten Entwicklungsgrad und damit den Zustand der Befindlichkeit des Menschen in der Welt. Ihre ausgeglichene, auf dem höchsten Reifegrad angelangte Harmonie drückt sich in der heiteren Stille und Gelassenheit aus. Auch hier ist Weltverbundenheit vorhanden (denn die Wundermeridiane werden über *Lo*-Punkte im Bereich der Hände und Füße angeregt), aber es legt sich keine Tat zum Verwandeln der Welt nahe.

Das Integral des gesamten *Kei Raku*-Systems

Das Integral des gesamten *Kei Raku*-Systems würde dem Bild des Vollkommenen entsprechen.

Wir können uns diesem Bild nur meditativ nähern und eine Gefühlsgewissheit entfalten, dass alle diese Qualitäten im Menschen angelegt sind. Denn eine solche Abrundung der Persönlichkeit, in der alle aus den einzelnen Meridianen ableitbaren Wesenszüge in voller Reife und im ausgewogenen Verhältnis zeitlos und gleichzeitig anwesend wären, bleibt fiktiv, ist nicht realisierbar.

Wenn wir die individuelle Lebenssituation unserer selbst oder des Nebenmenschen zu beurteilen haben, kann uns das Wissen um die Wesenszüge der *Kei Raku* als Leitlinie und Menschenbild dienen.

Nachwort

Der Autor Volkmar Glaser hat ein spezielles therapeutisches Verfahren entwickelt – die Psychotonik –, durch das ein Zustand der bestmöglichen psychophysischen Entwicklung und Ausbalancierung des Menschen erreicht werden kann (Eutonie). Eine wesentliche Grundlage bildet die Beziehung zwischen der Körperhaltung und den Meridianen der chinesischen Medizin mit ihrer Einteilung in *Yin* und *Yang* – innen und außen (s. S. 34/35).

Die in diesem Buch beschriebenen Grundformen der Bewegungsentwicklung entwickelte der Autor weiter und präsentierte eine andere Leiberfahrung, die er – wie Bernhard Schmincke erklärt – nach Rationalität, Emotionalität und Animalität von oben nach unten einteilt. Nachfolgende Tabelle aus dem Buch „Eutonie" des Autors vermittelt einen ersten Eindruck darüber.

Glaser beschreibt sein Konzept ausführlich in seinem Buch „Eutonie", das in der 4. überarbeiteten Auflage 1993 im Haug Verlag, Heidelberg erschienen ist. Die 5. Auflage soll 2020/2021 im KIENER Verlag, München erscheinen, überarbeitet von Bernhard Schmincke und Christian Schmincke, beide Schüler von Volkmar Glaser, die in der Praxis mit Glasers Konzept arbeiten.

KÖRPERDYNAMIK und chinesisches MERIDIANSYSTEM

I. KOMPONENTEN, die die Wandlung bedingen = Hauptmeridiane (japanisch Kei Raku)

Veränderung der Umwelt durch passive Veranlassung = Yin

aktive Veränderung der Umwelt = Yang

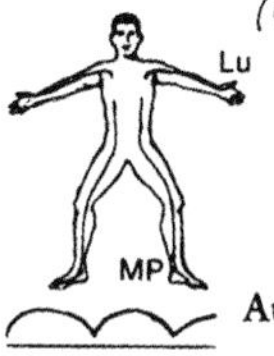

Abundatio
(Überfließen)

Lu

Rationalität

Direktive
(Entscheiden)

Di

Tae Yin
(Großes Yin)

MP

Atem

Yang Ming
(Strahlendes Yang)

Ma

Atem

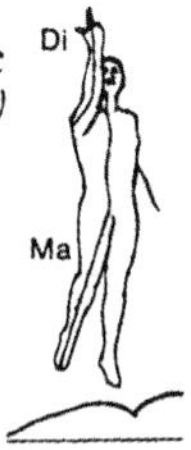

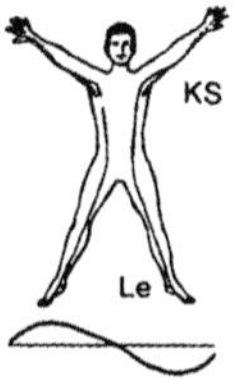

Diffusion
(Austauschen)

KS

Emotionalität

Rhythmik
(Wandeln)

3 E

Chüe Yin
(Verströmendes Yin)

Le

Atem

Chao Yang
(Kleines Yang)

G

Atem

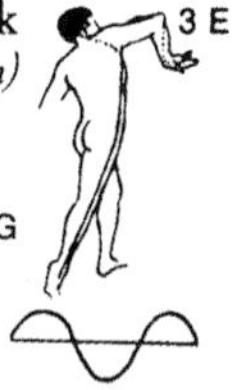

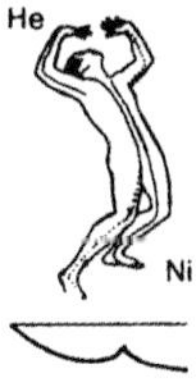

He

Konzeption
(Aufnehmen)

Animalität

Dynamik
(In Gang setzen)

Dü

Chao Yin
(Kleines Yin)

Ni

Atem

Tae Yang
(Großes Yang)

Bl

Atem

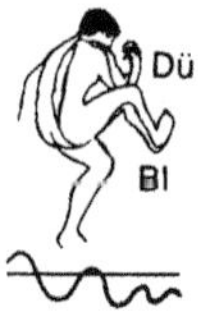

Verbindung der Kei Raku = Lo-Meridiane

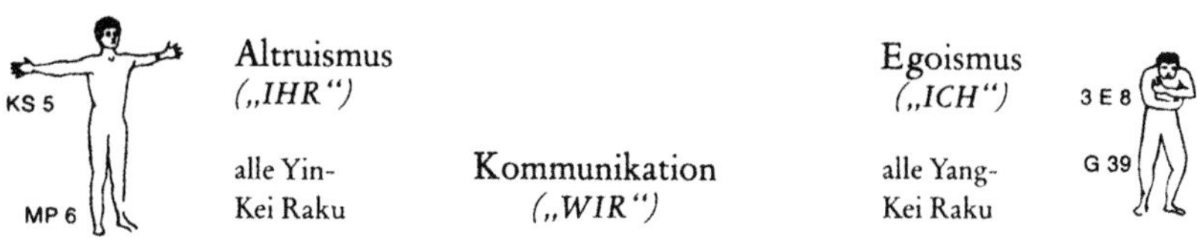

Altruismus
(„IHR“)

alle Yin-
Kei Raku

Kommunikation
(„WIR“)

Egoismus
(„ICH“)

alle Yang-
Kei Raku

Integral =
Vollebendige Bereitschaft,
Ausgleich aller Kei Raku

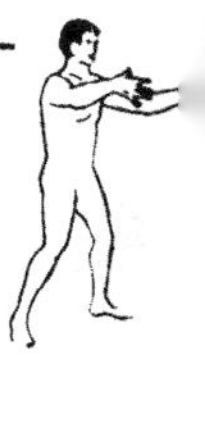

II. KOMPONENTEN, die den Zustand bedingen = Sondermeridiane

Verhaltensmomente von innen her bestimmt = Yin

Verhaltensmomente von außen her bestimmt = Yang

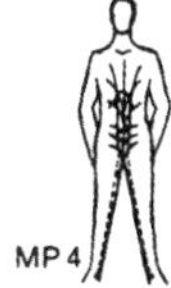

Entelechie
(Reifung d. Person)

Tschrong Mo

Integration
chinesisch:
Verteiler der Energie

Kongruenz
(Abstimmung des Eigenen auf Anderes)

Tai Mo

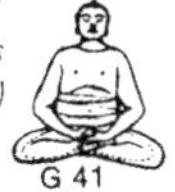

Anpassung auf unbekanntes Inneres

Anpassung auf unbekanntes Äußeres

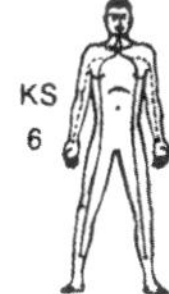

Spontaneität
(innere Antriebe)

Yin Oe

Empathie
chinesisch:
Quellen der Energie

Reagibilität
(äußere Anregung)

Yang Oe

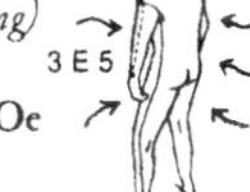

Phasischer Tonus regularisiert (Zentrierung)

Phasischer Tonus mobilisiert (Differenzierung)

Präsenz
(Raum-Dichte)

Yin Tsiao Mo

N 6

Atmosphäre
chinesisch:
Regulierung der Stärke der Energie

Horizont
(Raum-Weite)

Yang Tsiao Mo

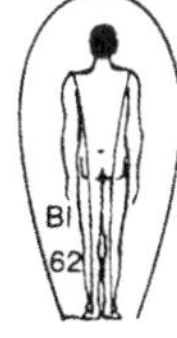

Lagetonus stabilisiert

Lagetonus aktiviert

Konvergenz der Sondermeridiane = Königsadern

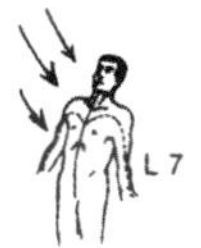

Responsabilité
(Verantwortlichkeit)

Jenn Mo

Position
chinesisch:
Besitzer der Energie

Religio
(höhere Lenkung)

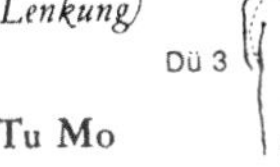

Tu Mo

Abruf von Verhaltensmustern (Vorsatzbildung)

Bildung von Verhaltensmustern (Erfahrung)

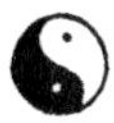

Eutonie =
Integrale Tonusregulation, Umfassend im Dasein

Literatur

Bischko, Johannes (1981): Einführung in die Akupunktur. 12., erw. Aufl. Heidelberg: Haug.

Buytendijk, Frederik J. J. (1956): Allgemeine Theorie der menschlichen Haltung und Bewegung. Buytendijk, F[rederik] J[acobus] J[ohannes], Dr., Univ Prof. ; Als Verbindg u. Gegenüberstellg v. physiol. u. psychol. Betrachtungsweise. Berlin, Göttingen, Heidelberg: Springer-Verl.

Buytendijk, Frederik J. J. (1967): Prolegomena einer anthropologischen Physiologie. Salzburg: Müller (Neues Forum, 7).

Dürckheim, Karlfried (1956): Hara. Die Erdmitte des Menschen. München-Planegg: Barth.

Dürckheim, Karlfried (1971): Japan und die Kultur der Stille. 5. Aufl. Weilheim, OBB.: Barth.

Dürckheim-Montmartin, Karlfried Graf von; Dürckheim, Karlfried Graf; Montmartin, Karlfried von Dürckheim-Graf (1964): Wunderbare Katze und andere Zen-Texte. Weilheim/Obb.: O. W. Barth.

Ey, Henri (1967): Das Bewusstsein. Berlin: De Gruyter (Phänomenologisch-psychologische Forschungen, 8). Online verfügbar unter http://www.degruyter.com/search?f_0=isbnissn&q_0=9783110832631&searchTitles=true.

Gindler, Elsa (1989): Die Gymnastik des berufsmenschen. In: KBT Die Konzentrative Bewegungstherapie: Springer, S. 227–233.

Glaser, Volkmar (1957): Sinnvolles Atmen. Berlin: Lüttke (Arzt und Arznei, Bd. 3).

Glaser, Volkmar (1993): Eutonie. Das Verhaltensmuster des menschlichen Wohlbefindens ; Lehr- und Übungsbuch für Psychotonik Glaser; 4 Tabellen. 4., überarb. Aufl. Heidelberg: Haug.

Glaser, Volkmar (2003): Atemmassage. 3. Aufl. Uelzen: Medizinisch Literarische Verl.-Ges.

Glaser, Volkmar; Holler/v.d.Trenck, Jutta (1967): Sinnvolle Gymnastik durch aktives Dehnen. Bad Homburg v.d.H.: Schwabe.

Hübotter, Franz (1929): Die chinesische Medizin zu Beginn des XX. Jahrhunderts und ihr historischer Entwicklungsgang. Leipzig: Verl. der Asia Major (China-Bibliothek der „Asia major", 1).

Middendorf, Ilse (1984): Der erfahrbare Atem. Eine Atemlehre. Paderborn: Junfermann.

Nguyen, Van-Nghi (1974): Pathogenese und Pathologie der Energetik in der chinesischen Medizin. Behandlung durch Akupunktur und Massage. 1. Aufl. Uelzen: MLV (Schriftenreihe Asiatische Heilkunde, Forschung und Praxis).

Niboyet, J. Emile Henri; Bourdiol, René J.; Regard, Pierre G. (1970): Traite d'acupuncture: Maissonneuve.

Pálos, Stephan (1963): Chinesische Heilkunst. Rückbesinnung auf eine große Tradition. München: Delp.

Plügge, Herbert (1970): Vom Spielraum des Leibes. Klinisch-phänomenologische Erwägungen über „Körperschema" und „Phantomglied". Salzburg: Müller (Neues Forum, 10).

Schaarschuch, Alice (1962): Lösungs- und Atemtherapie bei Schlafstörungen und vier weitere Abschnitte über freies Atmen und Gelöstsein. 2. Aufl. Bietigheim/Württ.: Turm-Verl.

Schmitt, Johannes Ludwig (1969): Atemheilkunst. 5. Aufl. Bern: Blume.

Stolze, Helmut (1989): KBT Die Konzentrative Bewegungstherapie. Springer, Heidelberg.